Beiträge zur Psychopathologie Band 2

Rainer Luthe

Das strukturale System der Psychopathologie

Mit 6 Abbildungen

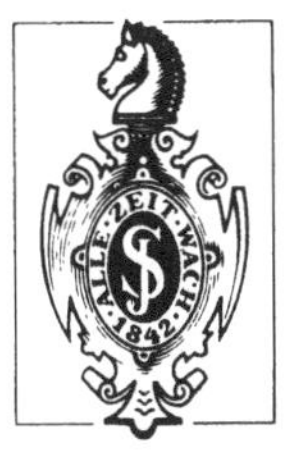

Springer-Verlag Berlin Heidelberg GmbH 1982

Prof. Dr. R. Luthe
Institut für Gerichtliche Psychologie
und Psychiatrie
Universität des Saarlandes
6650 Homburg/Saar

ISBN 978-3-540-11824-4 ISBN 978-3-642-68742-6 (eBook)
DOI 10.1007/978-3-642-68742-6

CIP-Kurztitelaufnahme der Deutschen Bibliothek
Luthe, Rainer: Das strukturale System der Psychopathologie / Rainer Luthe.
– Berlin ; Heidelberg ; New York : Springer, 1982. (Beiträge zur Psychopathologie ; Bd. 2)
ISBN 978-3-540-11824-4

NE: GT

Ursprünglich erschienen bei Springer-Verlag Berlin Heidelberg 1982

Satz: Häfner & Jöst, Edingen

2119/3140-543210

„Einige Zeit nachdem ihr Glaube die Berge versetzt hatte,
entdeckten sie, daß die Berge da am falschen Platz waren.
Noch so inbrünstiges Glauben half nicht, die Berge wieder an ihren
ursprünglichen Platz zurückzubringen.
Da blieb ihnen nichts anderes übrig, als durch ihrer Hände Arbeit den Platz
wieder frei zu machen."

Inhaltsverzeichnis

Vorwort

In Band 1 der „Beiträge zur Psychopathologie“ *(Verantwortlichkeit, Persönlichkeit und Erleben)* hat sich der Verfasser bemüht, für das Problem der Beurteilung der menschlichen Verantwortlichkeit, sowie es sich in der gerichtlichen Psychiatrie stellt, eine Lösung aufzuzeigen. Grundlage für die Lösung war die strukturalistisch-formale Auffassung der Begriffe Persönlichkeit und Erleben.

Das strukturalistisch-formale Konzept der Psychopathologie konnte im Rahmen der Darstellung, die vorrangig vom gerichtspsychiatrischen Interesse bestimmt war, nur in seinen Ansätzen klargestellt werden. Mannigfaltigen psychopathologischen Fragen, die ins Blickfeld traten, konnte nicht weiter nachgegangen werden. Es lag nahe, das *strukturale System der Psychopathologie* in einer gesonderten Schrift zu entwickeln. Dies ist die Aufgabe, die im hier vorgelegten Band 2 in Angriff genommen worden ist.

Der Verfasser hat sich bemüht, Wiederholungen aus Band 1 zu vermeiden. Im allgemeinen Teil der Ausführungen hat er die Gelegenheit wahrgenommen, die kritischen Abgrenzungen von nichtstrukturalistischen Methoden und Theorien weiter abzuklären und zu vertiefen. Im speziellen Teil dieser Schrift waren Wiederholungen dadurch zu vermeiden, daß auf frühere Ausführungen verwiesen werden konnte ohne daß dies dazu geführt hätte, daß das Verständnis der vorliegenden Schrift die Kenntnis der früheren voraussetzen würde.

Für Anregung und Unterstützung seiner Arbeit ist der Verfasser mehreren Autoren Dank schuldig. Insbesondere möchte er in diesem Zusammenhang Professor Dr. H. Witter, dem die Arbeit gewidmet ist, nennen.

Homburg, Mai 1982 R. Luthe

1 Allgemeine Grundlagen einer systematischen Psychopathologie

1.1 Der ungenügende Bewußtseinsbegriff des materialistisch-naturwissenschaftlichen Weltverständnisses

Die Frage nach der Möglichkeit einer *systematischen* Darstellung der Psychopathologie ist die Frage nach dem erkenntnistheoretischen Standpunkt, von dem dabei ausgegangen werden soll. Wer ein beliebiges psychiatrisches Lehrbuch oder z. B. die Werke von Sigmund Freud aufschlägt, wird darin kaum explizite Hinweise auf den erkenntnistheoretischen Standpunkt ihrer Verfasser finden; entweder ist dieser als Problem ihnen selber nicht bewußt, oder er wird als nicht zur Sache gehörig betrachtet; ja, es wird angenommen, daß sich ein solcher Standpunkt aus dem Stoff, der behandelt wird, von selbst ergebe.

Man nimmt den Lernenden an der Hand und führt ihn vor eine Bühne, auf der ein Stück Wissenschaft aufgeführt wird. Er hat nur auf die Schauspieler achtzugeben, dann ergibt sich die Information über den Gegenstand, den er lernen will, sozusagen automatisch aus dem Inhalt des gespielten Stückes. Diese Hoffnung der Verfasser der Lehrbücher, von denen hier die Rede ist, beruht auf der Annahme, daß sie mit dem Inhalt des Stückes die *objektiven* Verhältnisse, so wie diese an sich sind, erfaßt und mitgeteilt haben und daß es eine vollständigere Wahrheit als die der „objektiven Verhältnisse" nicht geben kann.

Diese Hoffnung hat sich in den Naturwissenschaften tausendfach erfüllt, und das genügt sehr oft bereits, um es als selbstverständlich zu betrachten, daß das naturwissenschaftliche Ideal auch für die Psychiatrie uneingeschränkt gültig sein müsse. Mit dieser weit verbreiteten Auffassung wird vorweggenommen, daß der wissenschaftliche Gegenstand der Psychiatrie – die Geisteskrankheit oder die Bewußtseinsstörung – auf die Formel objektiver Verhältnisse reduziert werden kann. Kann nicht derjenige, der einen solchen Standpunkt vertritt, mit Recht fragen, wo überhaupt Sicherheit gefunden werden soll, wenn nicht im Objektiven, und reicht dies nicht völlig aus, um den wissenschaftlichen Anspruch auf dasjenige einzuengen, was sich objektivieren, vergegenständlichen läßt?

Wenn von Sicherheit die Rede ist und gefragt wird, wo diese gefunden werden kann, ist es nützlich, sich zu erinnern, daß die vorstehend zitierte – materialistisch-naturwissenschaftliche – Auffassung in der Geschichte des Denkens nicht zu allen Zeiten und einhellig vertreten worden ist. Bei Demokrit (Diels 1922) geht der berühmte Streit zwischen den Sinnen und dem Verstand um die Sicherheit der Erkenntnis zwar zugunsten der Sinne aus; Heraklit[1] meinte aber: „Nicht auf mich, sondern auf den Logos hörend ist es weise zuzugestehen, daß alles eins ist" (Diels 1922), und das gleiche Wahrheitskriterium formuliert ausgerechnet Parmenides, der das Sein gegen das Heraklitsche Werden gestellt hat: „Laß dich nicht durch die vielerfahrene Gewohnheit auf diesen Weg zwingen, nur deinen Blick,

1 Zum Logosbegriff bei Heraklit vgl. Held 1980, S. 174 ff.

den ziellosen, dein Gehör, das brausende, deine Zunge walten zu lassen; nein, mit dem *Verstande* bringe die vielumstrittene Prüfung, die ich dir riet, zur Entscheidung" (Diels 1922).

Wie dem auch sei, was die Psychiatrie betrifft, steht jedenfalls fest, daß sie es zu allererst mit dem Verstand zu tun hat; ihr Gegenstand ist, wie schon gesagt wurde, die Geisteskrankheit oder die Bewußtseinsstörung. Ist es dann aber zu rechtfertigen, den Geisteskranken und den Bewußtseinsgestörten nur als Objekt ins Auge zu fassen und unberücksichtigt zu lassen, daß der Geist, daß das Bewußtsein, in dem sowohl Heraklit als auch Parmenides das Kriterium der Wahrheit suchten, auch ein *Subjekt* hat, nur weil die Erfolge der naturwissenschaftlichen Methode uns daran gewöhnt haben, den alten Streit als im Sinne von Demokrit entschieden anzusehen? Wir haben uns so sehr an diese Auffassung gewöhnt, daß dieses Subjekt des Verstandes für uns fast zu einem „verdächtigen Subjekt" und zum Grund dafür geworden ist, daß wir auch Ausdrücke wie „Bewußtsein" und „Geist" nach Möglichkeit vermeiden, wenn wir den Anspruch auf Wissenschaftlichkeit erheben.

In diesem Sinne ist es fraglich, ob der Psychiater gut daran tut, nach solchen Voraussetzungen seines Faches zu fragen, die nach allgemeinem Konsens in die Zuständigkeit der Philosophen fallen. Die Problematik des Bewußtseinbegriffs steht hierbei an zentraler Stelle, und es ist wohl bezeichnend, daß Weitbrecht (1973) in seiner *Psychiatrie im Grundriß* nur 11 Zeilen zur – wie es heißt – Begiffsbestimmung brauchte. Andere Autoren vermeiden eine Begriffsbestimmung von vornherein, und allgemein begnügt man sich zur Erklärung des Bewußtseins mit einer Theorie, nach der sich die Welt im Kopf des einzelnen spiegelt. Das Subjekt – als der Stein des Anstoßes – hat in dieser Theorie abgedankt; Wissenschaft ist hier in der Tat auf das eingeengt, was sich objektivieren läßt, und sie wird mit der Aufdeckung der Naturgesetzlichkeit gleichgesetzt.

Da Naturgesetzlichkeit nur die objektive Notwendigkeit zum Ausdruck bringt, bleibt für das Subjekt in der Wissenschaft kein Raum; es muß in einer fragwürdigen „Spiegelexistenz" seine Zuflucht suchen. Wird die Bezeichnung „Subjekt" in wissenschaftlichen Untersuchungen beibehalten – wie z. B. in der Psychoanalyse –, dann wird dieses „Subjekt" als durchgehend determiniert angesehen. Indem es auf diese Weise ebenfalls der objektiven Notwendigkeit gehorcht, ist es in Wahrheit hinsichtlich seines begrifflichen Ranges nichts anderes als ein Objekt. Unter diesen Umständen wäre es im Interesse der Klarheit des Denkens besser, ganz darauf zu verzichten, von einem Subjekt zu sprechen. Dies wäre aber nicht leicht, denn es würde – merkwürdigerweise – eine Lücke bleiben, die nur mit allerlei sprachlichen und gedanklichen Verrenkungen überbrückt werden könnte.

Hierfür ein Beispiel: Weitbrecht (1973) definierte das Bewußtsein als „die wissende Qualität des Erlebens", die sich „zwischen Sensorium und Besonnenheit erstreckt". Es ist kaum nötig, auf die Verlegenheit zu verweisen, die eine solche Definition hervorrufen muß. Das generelle Ausweichen vor dem Bewußtseinsbegriff hat seinen Grund; Schulte u. Tölle (1971) konstatierten lakonisch die Mehrdeutigkeit des Begriffs und seine auf bloße Beschreibung eingeschränkte Zugänglichkeit. Folgt man der von Peters (1977) zitierten „Beschreibung" durch Jahrreis, dann ist Bewußtsein „das innere (?) Erleben mit seinem eigentümlichen Grad von Helligkeit, Klarheit, Fülle, Beweglichkeit, Ablauftempo und Rangordnung".

Jaspers (1971) faßte die Hierarchie der unterschiedlichen Daseinsformen zu Recht als „Bewußtseinsstufen" auf. Er entfernte sich mit dieser an Parmenides erinnernden Deutung von einer materialistischen Beschreibung des Bewußtseins. In der Folge wandte er sich der Philosophie zu und ließ die auf seiner *Allgemeinen Psychopathologie* aufbauende traditionelle Psychiatrie allein. Ihr fehlte das begriffliche Rüstzeug, das es ihr bei der Ordnung der täglichen Erfahrungen am Krankenbett vielleicht erlaubt hätte, sich auf der Höhe seiner – im Begriff des „Bewußtseins überhaupt" gipfelnden – existentialistischen Umschreibungen zu halten.

Der intime Umgang, den Jaspers mit dem Begriff des Bewußtseins hatte, läßt in seinem Ergebnis auch deutlich werden, aus welchem Grund alle materialistisch-naturwissenschaftlichen Versuche, das Bewußtsein beschreibend zu erfassen, von vornherein zum Scheitern verurteilt waren. Den „systematischen Grundgedanken" seiner Psychologie der Weltanschauung liegt – hier stark vereinfacht – die Auffassung zugrunde, daß die „inhaltlich" verstandene Welt als das Objekt des Bewußtseins in ein bestimmtes Verhältnis zum Subjekt desselben Bewußtseins tritt: die Welt als Gegenstand erhält – durch Vermittlung des Bewußtseins – eine *persönliche* Form. Neben dieser persönlichen Form existiert die *eigentliche* Form, an die nicht gerührt wird; offenbar hat sie mit dem Bewußtsein nichts zu tun: sie befindet sich da, wo sich auch der zu Bewußtsein kommende „Inhalt" befindet. Diesen geheimnisvollen Ort können wir nur als „außen" umschreiben; die Grenze zwischen „innen" und „außen" ist von innen nicht zu überwinden. Auf rätselhafte Weise hat jeder einzelne in seinem „Innen" Anteil an der allen gemeinsamen, dem Bewußtsein vorgegebenen Wirklichkeit.

Unabhängig von den Begriffen „Inhalt" und „Form" steht die Psychoanalyse mit ihrer Unterscheidung von „innen" und „außen" (vgl. Luthe 1981, S. 30) vor dem gleichen Problem. Es handelt sich um das dualistische Dilemma, das entsteht, sobald die im Wissen hergestellte Einheit von Subjekt und Objekt nicht als das Bewußtsein selbst – als der „Logos" im Sinne von Parmenides und Heraklit – angesehen, sondern als eine nur scheinbare Einheit verstanden wird, an der weder das „eigentliche" Subjekt noch das „eigentliche" Objekt beteiligt ist; beide sind nur bildhaft *vertreten,* der Gegenstand als Bild in einem Spiegel. Dieser Dualismus, der das Bewußtsein radikal übergreift, trennt bei Jaspers und bei Freud gleichermaßen den Leib so unvermittelt von der Seele wie das Außen vom Innen und entspricht darin dem naiven Seinsverständnis, gegen das sich Heraklit gewandt hat.

„In keinem Fall sind wir das, was wir betrachten!" schreibt Jaspers (1971); diese klare Standortbestimmung markiert sehr deutlich die *absolute,* von allem Anfang an zwischen Subjekt und Objekt verlaufende Grenze. Die traditionelle Psychiatrie hat diesen Dualismus nie problematisiert; sie hat sich aber auch nicht klar dazu ausgesprochen. Die Psychoanalyse ging demgegenüber entschlossener zu Werke angesichts der Aufgabe, die zahlreichen Schwierigkeiten zu beseitigen, die der dualistische Ansatz mit sich brachte; Freud verfiel auf die – radikal zu nennende – Lösung, das Bewußtsein – mitsamt seinem Subjekt und seinen Objekten – im Unbewußten aufgehen zu lassen. Im Sinne der materialistisch-naturwissenschaftlichen Auffassung war er bestrebt, die Bewußtseinsvorgänge auf physikalisch-energetische Weise zu vergegenständlichen. Das vergegenständlichte Subjekt ist als die passive Entsprechung der Triebe in die objektive Notwendigkeit der die Natur beherrschenden Kausalgesetze einbezogen.

In einem Bewußtsein, das dergestalt „verarmt" war, konnte Freud dann in der Tat so etwas wie einen „Betriebsunfall" erblicken, den Betriebsunfall, der den Menschen aus dem ihm angestammten Paradies der Lust vertrieben hat. Das Bewußtsein ist also keine Auszeichnung und kein Grund zur Freude, sondern der bittere Preis, den wir für unsere Existenz zu zahlen haben, weil wir ohne das Bewußtsein – von Feinden umgeben – untergehen müßten. Diesen Preis um der zeitlosen Lust des Unbewußten willen nicht zu zahlen, wäre gleichbedeutend mit dem Verzicht auf individuellen Fortbestand, der nur in der – harten – Realität möglich ist. Dieser Härte muß der Mensch nach dem Sündenfall das Bewußtsein entgegensetzen; er hat aber einen Trost: das Unbewußte zahlt zwar Tribut, es begleitet aber – nach Freud – die Entwicklung, die sich nie ganz von ihm als Ausgangspunkt zu lösen vermag. Das Paradies bleibt uns versprochen; das gleiche Versprechen wird aber auch unseren „Feinden" gegeben, deretwegen wir das Bewußtsein erst brauchten, und es erweist sich so wohl als leeres Versprechen.

Gerade im Hinblick auf den mit großem aufklärerischem Pathos verkündeten materialistisch-naturwissenschaftlichen Erklärungsanspruch der Psychoanalyse wirkte diese Paraphrasierung der Schöpfungsgeschichte, in der an die Stelle des biblischen Wortes „Paradies" die wissenschaftlich klingende Bezeichnung „Unbewußtes" trat, bis auf den heutigen Tag sensationell. Dies stieß auf vielseitige Kritik; die Kritik der Universitätspsychiatrie an der Psychoanalyse erschöpfte sich im Oberflächlichen und war um so weniger überzeugend, als sie oft emotional und voreingenommen wirkte. Es kennzeichnet wohl zutiefst das eigene dualistische Dilemma der traditionellen Psychiatrie, daß sie der Psychoanalyse nicht den eklatanten Widerspruch vorhielt, der zwischen der wissenschaftlichen Zielsetzung und der zugrundegelegten Methode besteht.

Die Zwiespältigkeit des psychoanalytischen Bemühens um Wissenschaftlichkeit ist darin begründet, daß mit dem Postulat der Alleinherrschaft der – im unbewußten Es lokalisierten – Triebe die Behauptung der Allmacht des Irrationalen verbunden ist. Das Bewußtsein steht den Trieben feindlich gegenüber; indem mit ihm zusammen die Ratio in der psychoanalytischen Theorie zur Bedeutungslosigkeit herabsank, war auch das wissenschaftliche Bemühen zu diesem Schicksal verurteilt, sofern Wissenschaftlichkeit auf der Anwendung rationaler Prinzipien beruht. Je mehr es der Psychoanalyse gelang, das Postulat der Universalität des irrationalen Prinzips zu untermauern, um so mehr mußte sie sich von der Erfüllung ihres wissenschaftlichen Anspruchs entfernen.

Das vergegenständlichte Subjekt der Psychoanalyse ist nur ein Objekt; zu einem Verständnis dessen, was Bewußtsein ist, trägt ein solcher – denaturierter – Subjektbegriff nicht viel oder nichts bei. Das gleiche gilt auch für die marxistische Bewußtseinstheorie, die ebenfalls mit einem *autonomen* Subjekt des Wissens nichts anfangen kann; das Subjekt ist in seiner Vergegenständlichung determiniert, oder es ist es nicht. Der Unterschied zwischen der psychoanalytischen und der marxistischen Theorie scheint hauptsächlich darin zu bestehen, daß nach der einen das „Paradies" hinter uns liegt, während wir ihm der anderen zufolge unaufhaltsam entgegengehen. Das marxistische Bewußtsein versteht sich als automatisch arbeitender Sender und Empfänger von Signalen, und es ist – auch in seiner gesellschaftlichen Relevanz – ganz in die materielle Objektivität lückenloser Kausalbezüge eingefügt; für subjektive Spontaneität ist auf diese Weise kein Platz.

Dieses materialisierte Bewußtsein unterscheidet sich von der übrigen Materie lediglich durch die Höhe seiner Organisationsstufe. Dieser Bezug auf die Höhe der Organisationsstufe stellt eine *quantitativ* gemeinte Antwort auf die Frage nach dem Verhältnis von Materie und Geist dar, durch die der Geist auf ähnliche Weise zu einem Sonderfall der Materie wird, wie aus dem Subjekt ein Sonderfall des Objekts geworden ist. Mit dieser Antwort begründet der dialektische Materialismus den Anspruch, den Dualismus, der als Gegensatz von „res extensa" und „res cogitans" verstanden wird, wissenschaftlich überwunden oder, wie es manchmal in einer etwas eigentümlichen aber charakteristischen Diktion auch heißt, „vernichtend widerlegt" zu haben.

Allerdings erinnert die marxistisch-leninistische Widerlegung des Dualismus entfernt an eine „Patentlösung"; man kann sich des Eindrucks nicht erwehren, daß hier – genau wie bei der psychoanalytischen Überwindung des Dualismus – das Kind mit dem Bade ausgeschüttet wird. Auf dem Boden dieser Theorie erkennt man nur Menschen, die sich in ihren gesellschaftlichen und anderen Bezügen – irgendwie bewußt – erleben, und man behauptet, das Bewußtsein erklärt zu haben, wenn das Erleben der dergestalt beobachteten Menschen darin, worauf es sich gerade erstreckt – inhaltlich also –, erklärt ist. Dabei wird die eigene Beobachterrolle, ohne die es von vornherein nicht zu einer solchen „Erklärung" kommen könnte, übersehen; diese beobachtende Aktivität des Untersuchers ist der Inhalt eines zweiten Bewußtseins. So benötigt man zu jeder „Erklärung" eines jeden Bewußtseins ein weiteres Bewußtsein.

Auf diese Weise bleibt das Problem als solches selbstverständlich ungelöst, es wird lediglich beseitigt; damit ist klar, daß der Dualismus nicht widerlegt oder überwunden ist, sondern im Rahmen dieser Theorien als Problem nach wie vor weiterbesteht, was z. B. daraus hervorgeht, daß der „dialektische" Materialismus – paradoxerweise – eine „Ideologie" ist.

Der dialektische Materialismus ist eine Ideologie, die von ihren Anhängern „Wissenschaft" genannt wird; dieser wissenschaftliche Anspruch kann aber nur mit einem Kunstgriff aufrechterhalten werden: Aus der Definition des Bewußtseins wird der Begriff „Subjekt" ersatzlos gestrichen. Es wird zwar gesagt, es handele sich dabei nur um eine Relativierung, und es wird darauf hingewiesen, daß ja nach wie vor von „Subjekten" gesprochen werde; in Wahrheit ist die Vertreibung des Subjekts aus dem Bewußtsein aber total, denn ein Subjekt, das gegenständlich und fest determiniert ist, ist – wie gesagt – nichts anderes als ein Objekt; und im Sprachgebrauch dieser verkappten Ideologen ist das von Subjekt abgeleitete Adjektiv „subjektiv" ein Synonym für „unwissenschaftlich". Es ist also gerechtfertigt zu sagen, daß der naturwissenschaftlich-materialistische Bewußtseinsbegriff bei seinen Protagonisten einen „blinden Fleck" für die subjektive Seite des Bewußtseins voraussetzt, denn von einem Subjekt des Bewußtseins, das kein Objekt ist, kann nur gesprochen werden, wenn es sich um ein autonomes, aus sich heraus aktives Subjekt handelt.

Ohne subjektive Spontaneität als Grundannahme fällt derjenige, der das Bewußtsein verstehen will, letztlich immer wieder auf den naiven Standpunkt zurück, auf dem – ganz am Anfang der Geschichte des Denkens – unser Wissen von den Gegenständen der Welt mit den Bildern dieser Gegenstände in einem Spiegel gleichgesetzt worden ist. Da die Realität als solche vom Bewußtsein unabhängig ist, erklärt diese Theorie – scheinbar –, warum alle Menschen das gleiche wahrnehmen, warum unsere Weltbilder miteinander zur Deckung kommen: weil das gleiche Muster überall den gleichen Eindruck hinterläßt. Wenn ich gegen einen Ball trete, fliegt der Ball weg; eine Spiegelfläche, die auf ähnliche Weise mit dem Gegenstand, den sie wiedergibt, in „Wechselwirkung" tritt, hätte keinen Bestand. Das einfache Vorhandensein eines Spiegelbildes im Kopf erklärt daher nicht, wieso und von wem das Bild des Gegenstandes, das Bild des Bildes usw. bemerkt wird.

Auch dann, wenn – materialistisch – das Gehirn als hochorganisierter Reflektor verstanden wird, bleibt die alte dualistische Grenze bestehen. Sie verläuft zwischen der Sache und ihrem Bild einerseits und dem, der das Bild erkennt, andererseits. Die Zwischenschaltung eines Spiegelbildes im Kopf zwischen Welt und Ich entspricht ehrwürdigen mechanistischen Vorstellungen aus der Zeit der Vorsokratiker, und von diesen Vorstellungen ist man in all der Zeit, die inzwischen verflossen ist, im Prinzip nicht weggekommen; damals war bereits der Streit über den Erklärungswert dieser Theorie entbrannt, und der gleiche

Demokrit, der den Sinnen die Priorität über den Verstand eingeräumt hat, hat auch – in diesem Zusammenhang – die Erkennbarkeit der Außenwelt geleugnet.

So hat ja auch der Begriff „Bild" keinen eigenständigen Sinn; er erhält ihn erst, wenn einer das Bild wahrnimmt. Gäbe es auf der Erde nur ein einziges Lebewesen und wäre dieses unglückliche Wesen blind, dann könnte es von Spiegeln geradezu umgeben sein, ein Spiegelbild würde dennoch nicht existieren. Dies zeigt, daß die materialistisch-naturwissenschaftlichen Bewußtseinstheorien bestenfalls zu einer terminologischen Verlagerung des Problems führen; die in Aussicht gestellte Erklärung des Bewußtseins bleiben sie schuldig. Unter Hinweis auf die modernen Erkenntnisse der „Neurowissenschaften" zeigt man uns gewissermaßen einen unvorstellbar hoch entwickelten Computer, der sich im geschlossenen Verband mit gleichartigen Computern befindet; man sagt uns aber nicht, wer diesen Maschinen die Anweisungen gibt, ohne die sie ja nicht funktionieren. Die Erklärung, die man uns gibt, hört zu früh auf und nimmt keine Rücksicht auf die von der Logik demonstrierte Unmöglichkeit, daß ein System, so hoch entwickelt und umfassend es ist, gleich hoch entwickelte Systeme erklären könnte. Erklärt werden können immer nur weniger komplexe, weniger umfassende Systeme, als das erklärende System selbst ist. Ein Computer kann nicht gleichzeitig sein eigenes Programm sein.

Für die Anhänger der naturwissenschaftlich-materialistischen Bewußtseinstheorie leben wir in einem völlig geschlossenen System unterschiedlich hoch organisierter Materie; das rätselhafterweise dennoch vorhandene Bewußtsein ist bis in die kleinste Kleinigkeit festgelegt, und deshalb ist der „Glaube" an Freiheit – nach dem Ausspruch von Freud (1969) – „ganz unwissenschaftlich". „Freiheit" – als formale Voraussetzung des Bewußtseins, nämlich als Kennzeichen der Subjektseite bei der Subjekt-Objekt-Struktur des Bewußtseins – läßt sich im Instanzensystem der Psychoanalyse nirgends unterbringen. Als Attribut des Subjekts hätte sie vielleicht zum „Ich" gehört, das dafür aber – zwischen „Es" und „Über-Ich" – keinen Platz hat: dieses „Ich" stellt gewissermaßen die Resultante im Kräfteparallelogramm des Realitäts- und Lustprinzips dar. Freud hat dieses am ehesten als „Subjekt" zu bezeichnende „Ich" auch ausdrücklich als „Objekt" definiert, nämlich als – narzistisches – „Liebesobjekt". Er hat sich in der Tat nicht von den populärwissenschaftlichen Vorstellungen von Meynert (1892) gelöst, wonach das „primäre Ich" das „parasitische Ich der Triebregungen" ist und den subkortikalen Anteilen des Gehirns angehört. Dieses subkortikale – primäre – Ich ist unbewußt und für Freud offenbar das Modell des Es. Nach Meynert entwickelt sich daraus das „sekundäre Ich", das hirnlokalisatorisch dem Kortex zugerechnet wird; diese Entwicklung geschieht – weiter nach Meynert – unter dem steuernden Einfluß der Außenwelt. Er betrachtet dieses sekundäre Ich als „Sitz des Bewußtseins" und versteht das Bewußtsein als aus dem Unbewußten hervorgegangen; es ist durch seine Herkunft aus dem Subkortex und Rückenmark – materialistisch – festgelegt, objektiviert.

Wir gelangen also auch bei dieser Betrachtungsweise wieder zu der Erkenntnis, daß das Subjekt materialistisch-deterministisch nur als besonderes Objekt zu begreifen ist; alle weitergehenden Fragen werden – positivistisch – auf dem Weg einer Konvention als sinnlos angesehen. Diese dogmatische Lösung des Problems wird der Konsequenz vorgezogen, welche die Annahme eines – das Ich transzendierenden – Subjektes hätte; man wäre dann wieder bei der essentialistischen Bedeutung des Ich. Diese essentialistische Bedeutung des Ich äußert sich bei Descartes, Leibniz und Berkeley in der Annahme einer substantiell und persönlich gedachten Seele. Von hier bis zur materialistischen Auffassung des Ich als „Träger" von Erkenntnisfähigkeiten und -funktionen ist es aber nur scheinbar ein weiter

Weg. Erkenntnis in sich gibt es nicht, der Begriff des Erkennens setzt das erkennende Subjekt voraus, und der wohlbekannte Kreislauf beginnt aufs neue. Die begrifflichen Schwierigkeiten des Dualismus, dessen Widerlegung ganz besonders nachdrücklich von den Vertretern der „marxistisch-leninistischen Erkenntnistheorie“ (Rubinstein 1973) behauptet worden ist, kommen in Wahrheit im Rahmen dieser – nicht monistischen, sondern bloß einseitigen – Theorie voll zur Auswirkung.[2]

Wer sich weigert, das Subjekt freizugeben, und darauf besteht, es als Objekt anzusehen, verfehlt mit der Subjekt-Objekt-Struktur des Bewußtseins den einzigen Bewußtseinsbegriff, in dem der Erlebende nicht mehr und nicht weniger als seine Erlebnisse *ist*. Das ist die monistische Definition des Bewußtseins. *Hat* der Erlebende seine Erlebnisse bloß – als Träger von Erkenntnisfähigkeiten und -funktionen oder wie auch immer –, dann kommt es nicht darauf an, ob die Frage nach diesem „Besitzer“ positivistisch im Rahmen einer Konvention als „sinnlos“ angesehen wird oder nicht. Man ist dann wieder beim Postulat einer vom Körper verschiedenen „Seelensubstanz“, auch wenn man diese Konsequenz vermeiden wollte.

Es wäre falsch anzunehmen, daß in der Psychiatrie ausschließlich eine streng materialistisch-deterministische Auffassung vertreten worden wäre. Vertreter einer deterministischen Richtung in der Psychiatrie war an exponierter Stelle E. Kretschmer. Der große französische Psychiater Henri Ey (1969 u. 1975) hat die Psychiatrie dagegen als die „Pathologie der Freiheit“ bezeichnet und damit zu erkennen gegeben, daß er dem Subjektbegriff dadurch seine Eigenständigkeit verschaffen will, daß er die objektive Notwendigkeit nicht für den Gesamtbereich des Psychischen anerkennt. Damit ist der erste und wichtigste Schritt zu einer nicht im Verbalen steckenbleibenden Überwindung des Dualismus gemacht. An die Stelle der materialistisch-naturwissenschaftlichen Unterordnung des Subjekts unter den Objektbegriff erhalten Subjekt und Objekt nun den gleichen begrifflichen Rang, werden selbständig und ermöglichen damit das Aufzeigen einer Grundstruktur des Bewußtseins. *Seine übergreifende monistische Bedeutung erhält das Bewußtsein erst in der Subjekt-Objekt-Spannung des Erlebens, in der Einheit von Ich und Welt,* die nicht dasselbe ist wie die oben S. 3 erwähnte Einheit, an der weder das eigentliche Subjekt noch das eigentliche Objekt beteiligt sind, sondern nur Bilder und Spiegel.

Der Begriffsunterschied zwischen Subjekt und Objekt als Grundlage der Eigenständigkeit beider Begriffe gründet sich einerseits auf die lückenlose Kausalgesetzlichkeit – als Merkmal des Objektiven – und andererseits auf die Freiheit spontaner Aktivität des Subjekts, ohne die es kein Bewußtsein gäbe. Der systematische Charakter dieses Ansatzes führt zu einer Struktur, von der aus ein neues Licht auf den alten strukturalistischen Gedanken fällt, daß das Ganze mehr als die Summe seiner Teile ist. Diese Regel der Übersummativität war bereits Aristoteles bekannt; nach materialistischer Auffassung kann sie nicht zutreffen, denn 2 + 2 = 4 und niemals *mehr,* wenn Bewußtsein nur das Spiegelbild der Welt im Kopf des Erlebenden ist. Die Melodie, die mehr ist als die Anhäufung der sie zusammensetzenden Töne, ist dies tatsächlich nur als Bewußtseinsstruktur, bei der zum objektiv Gegebenen ein eigenständiger Beitrag des Subjekts hinzukommt. Die monistische Implikation dieser Regel der Übersummativität besagt also, daß die Melodie nicht bloß eine objektive, sondern eine objektiv-subjektive Existenz als Bewußtseinsstruktur

2 Übrigens schrieb W. Becker, damals Dekan des Fachbereichs Philosophie der Universität Frankfurt, in einem am 16. 3. 74 von der *F.A.Z.* veröffentlichten Leserbrief zum Problem des Essentialismus, daß dessen Schema „Wesen und Erscheinung“ in „entscheidenden Punkten“ von Karl Marx – in der Theorie des „Fetischcharakters der Ware“ – verwendet worden sei

hat. Daß in diesem Sinne der Hörer als bewußt Erlebender – in der Subjekt-Objekt-Spannung des Bewußtseins – die Melodie *ist,* erklärt die Übersummativität des Ganzen somit als die Wirkung der sich im Bewußtseinsakt an den Gegenständen vollziehenden spontanen Aktivität des Subjekts.

In der *Kritik der reinen Vernunft* hat Kant (1781) mit seiner Antwort auf die Frage nach der Möglichkeit synthetischer Urteile a priori, die das Prinzip der Übersummativität in gewisser Weise enthält, diese spontane, „formende" Aktivität des Subjekts – als „kopernikanische Wende" – in den Mittelpunkt seiner erkenntniskritischen Überlegungen gestellt; das Bewußtsein hat sich nicht nach den Erfahrungsgegenständen, sondern die Erfahrungsgegenstände haben sich nach dem Bewußtsein zu richten. Die Anschauungs*formen* von Zeit und Raum, in denen die Strukturierung der Subjekt-Objekt-Ordnung des Erlebens verläuft, sind also nicht der Ausdruck objektiver Verhältnisse, sondern Grundgegebenheiten des Bewußtseins selbst. Kant hat mit diesem Standpunktwechsel einen systematischen Ansatz entwickelt, auf den sich in unseren Tagen die Entwicklungspsychologie von Jean Piaget ausdrücklich bezieht. Wir finden den gleichen Ansatz in der Gestalt- und Ganzheitspsychologie (vgl. Weinhandl 1974) und bei ihren Anhängern in der Psychiatrie, von denen besonders Klaus Conrad und Nikolaus Petrilowitsch zu nennen sind. Die Gründe dafür, daß die sog. Tiefenpsychologie den strukturalen Ansatz verfehlt hat, sind am Beispiel der Psychoanalyse ausführlich erörtert worden. Für das individuell therapeutische Anliegen, für die „Psychotherapie", kommt es primär auch nicht auf den Nachweis allgemeingültiger, überindividueller *Formen* des Erlebens an. Der therapeutische Weg führt über die individuellen, privaten *Inhalte* des Erlebens; ihrer virtuell unbegrenzten Vielfalt gilt die ganze Aufmerksamkeit des Therapeuten; seine Bemühungen um ein sekundäres Formalisieren sind von diesem Ansatz aus fruchtlos, in sich widersprüchlich geblieben. Die Orientierung an den Erlebensinhalten sollte bei Freud naturwissenschaftlich sein; sie war und ist – wie wir gesehen haben – in Wahrheit *irrational,* und diese Einstellung ist methodisch bedingt.

Hingegen ist die strukturale Methode mit ihren formalistischen Kriterien durchaus *rational:* Die Einheit des Erlebens als das Ergebnis der Integration und Kennzeichen des subjektiven Erlebenspols läßt sich ebenso wie die Kausalgesetzlichkeit als Kennzeichen der Gegenstandswelt ermessensfrei beurteilen. Ihre strukturalen Abwandlungen lassen sich psychopathologisch ohne Schwierigkeiten erfassen: als Verlust der begrifflichen Einheit des Erlebens und der dann – etwa als „Wahn" – auftretenden Widersprüchlichkeit; als Herauslösung aus der Gegenstandswelt beim Verlust des Realitätskontaktes: Thema und Gegenstand des Erlebens stimmen nicht mehr miteinander überein. Die Ausrichtung nach formalen Kriterien ermöglicht der strukturalen Psychiatrie somit eine wissenschaftliche Systematik, in der sie sich auch von der traditionellen Psychiatrie unterscheidet.

Für die traditionelle Psychiatrie spielt die Frage nach „Formen" eine ähnlich geringe Rolle wie für die Tiefenpsychologie; der methodologisch wichtige Gegensatz „Inhalt/Form" wird nicht problematisiert. Sofern überhaupt nach „Formen" gefragt wird, geschieht dies mit dem Vorverständnis, daß keineswegs die Formen des Gegenstandes selbst im wissenschaftlichen Diskurs zur Disposition stehen, sondern nur die Formen, in denen ein – als Inhalt und Form dem Bewußtsein vorgegebener – Gegenstand erlebt wird; die „eigentlichen" Formen liegen außerhalb der Reichweite des Fragens, sie sind ebenso äußerlich wie der Gegenstand selbst, zu dem sie ganz und gar als objektive Merkmale gehören. In diesem *dualistischen* Sinn versteht man im Rahmen der traditionellen Psychiatrie – mit Jaspers – unter „Formen" die verschiedenen Arten, in denen man einen Gegenstand erleben kann. Der Erlebende „hat“ also einen beliebigen Gegenstand, der seine „eigentliche“ Form behält, in der „persönlichen“ Form des Hörens, Fühlens, Schmeckens usw. Nach dieser dualistischen Auffassung *formt* das Erleben also nicht, sondern es verfügt über eine Reihe fertiger Formen, die den – irgendwie – von außen kommenden Inhalten übergestülpt werden.

In diesem Sinn hat Jaspers (1965) den Formbegriff innerhalb der traditionellen Psychiatrie als Ausdruck isolierter Funktionen oder Fähigkeiten festgeschrieben; diese Funktionen – wie etwa Wahrnehmen, Denken oder Fühlen – wurden *elementaristisch* so verstanden, als wären sie völlig unabhängig voneinander. Handelt es sich um ein Landschaftserlebnis, um ein von Jaspers gebrauchtes Beispiel zu verwenden, dann ist der „Inhalt“ dieses Erlebens die „ruhige Landschaft“, und seine „Form“ist unser Sehen. Der heterogene Charakter dieser begrifflichen Bestimmung von Inhalt und Form ist nicht zu „heilen“, weil damit ganz unterschiedliche Kategorien ins Spiel gebracht werden. In der Kategorie des wahrnehmenden Ich fehlt ein adäquater Begriff dessen, was unter „Inhalt“ verstanden werden soll, denn die Landschaft, um die es hier geht, bleibt ja „draußen“, sie bewegt sich nicht von der Stelle, schlüpft keineswegs in die Form unseres Sehens hinein; was die Kategorie der Welt betrifft, so fehlt hier ein adäquater Begriff der Form. Für die Landschaft ist es ganz unerheblich, ob sie wahrgenommen wird oder nicht; sie behält ihre Form auch dann, wenn der Betrachter sich wieder seinem Buch zuwendet. Diese „eigentliche“ Form ist in keiner Weise von der Aktualität des Bewußtseins abhängig, sie hat damit überhaupt nichts zu tun.

Vielleicht ist dies der Grund dafür, daß in der Psychiatrie nach Jaspers das Begriffspaar Form/Inhalt fast keine Rolle mehr gespielt hat. In den Stichwortverzeichnissen der „Psychiatrie der Gegenwart“ taucht das Stichwort „Inhalt“ weder in der 1. noch in der 2. Auflage auf, und der Begriff „Form“ wird nur in einem psychoanalytischen Sinn von P.-B. Schneider (1972) gebraucht. Wenn der Psychiater, was häufiger geschieht, in einem psychischen Befund von „formalen Denkstörungen“ spricht, dann liegt dem der Jaspersche Formbegriff zugrunde, der sich auf isolierte psychische Funktionen bezieht. Eine „formale Denkstörung“ ist also etwa eine Beschleunigung oder Verlangsamung des Denkablaufs, und eine „inhaltliche Denkstörung“ ist z. B. eine Halluzination; daß diese Definitionen keinen strukturalen Bezug haben, ist offensichtlich.

Am Beispiel der Wahrnehmung einer „ruhigen Landschaft“ haben wir gesehen, daß für Jaspers (1965) der Inhalt von außen kommt; „die Stimmen“, die ein Schizophrener hört, lassen sich dadurch bestimmen, daß sie in diesem Außenraum nicht vorkommen, denn sonst müßten sie auch von anderen Personen gehört werden. Diese „auditiven Halluzinationen“ werden infolgedessen als gegenstandslos definiert, es gibt sie „in Wirklichkeit“ nicht, der Wirklichkeitsbegriff ist fest mit dem „Außenraum“ verknüpft. Halluzinationen sind in diesem Sinne – nach Bash (1955) – „für objektiv wirklich gehaltene Sinneseindrücke ohne entsprechenden gleichzeitigen äußeren Sinnesreiz“. Für denjenigen, der die Stimmen hört, hat das, was er hört, in höchstem Maße Wirklichkeitscharakter; man müßte also annehmen, daß bei ihm irgendetwas mit der „Innen/Außen-Einteilung“ des Erlebens nicht stimmt. Eine solche Annahme wird allerdings von der klinischen Erfahrung nicht bestätigt: Die Sicherheit der Entscheidung über das, was außen und innen ist, ist bei den Schizophrenen genauso groß wie bei Gesunden. Der wesentliche Unterschied zwischen dem Schizophrenen und dem Gesunden besteht darin, daß das *einheitliche* Erleben des Gesunden den Widerspruch erkennt, der auf die Gesamtheit des Erlebens bezogen auftritt, wenn er „Stimmen“ hört, die andere nicht hören; er unterdrückt infolgedessen diese Aktivität, so wie das gesunde Erleben auch sonst ganz wesentlich darauf beruht, daß der größte Teil der psychischen Aktivität „unterdrückt“ wird. Der Schizophrene, dessen Erleben nicht mehr von einem einheitlichen Subjekt ausgeht, erkennt den Widerspruch nicht; anstatt die unangebrachte Aktivität zu unterdrücken, halluziniert er. Seine Halluzinationen, die gewissermaßen „Keime“ für „alternative Welten“ darstellen, sind also ein Hinweis auf eine Störung des *integrativen* Strukturprinzips. Der Wirklichkeitsbezug dieser alternativen Weltentwürfe ist für den Halluzinierenden genauso groß wie derjenige seiner „widerspruchsfreien“ psychischen Aktivität, da das „Konstruktionsprinzip“ seines Erlebens im übrigen in beiden Fällen das gleiche ist; wir können uns einen Eindruck davon verschaffen, wenn und solange wir träumen.

Diese Ableitung der Halluzination als Beispiel eines psychopathologischen Phänomens aus dem *formalen* Begriff des Erlebens zeigt den rationalen Charakter der strukturalen Methode auf. Diese Methode geht von der Subjekt-Objekt-Ordnung des Erlebens aus, und sie hat folglich unzweideutige Kriterien für die Begriffe „Subjekt“ und „Objekt“ zur Voraussetzung: einmal die auf innerer Widerspruchslosigkeit beruhende Einheitlichkeit des Erlebens und zum anderen – auf der Objektseite – die kausale Gesetzmäßigkeit des Gegenständlichen. Diese Gesetzmäßigkeit tritt hervor, indem das Erleben in seiner differenzierenden Wendung den Zusammenhang des Gegenständlichen in immer feineren Beziehungen auflöst; die integrative Zusammenfassung dieses Erlebens auf das Subjekt garantiert seine Einheit. Aus dieser Bestimmung folgt für das Begriffspaar „innen/außen“ eine strukturale Definition: Die Differenzierung, die den Radius des Erlebens vergrößert, zeigt nach außen; die Integrierung zeigt nach innen. Das Bewußtsein ist also nicht – etwa als Gegensatz zur „Welt“ – innen und von den „äußeren“ Gegenständen getrennt; es umfaßt vielmehr mit seinen beiden Strukturierungsprinzipien gleichermaßen beide Bereiche. Freilich wird mit dem Bewußtseinsbegriff, der sich auf diese Weise ergibt, nicht der Anspruch erhoben, das Bewußtsein in seiner „Essenz“ zu erfassen. Falls es wider Erwarten eine solche geben sollte, können wir nichts davon wissen. Es käme darauf auch nicht an, weil es für psychopathologische Zwecke völlig ausreicht, wenn die hier angestrebte Formalisierung gelingt.

Eine solche Formalisierung eröffnet der Psychiatrie wichtige Perspektiven. Sie macht das Vorurteil hinfällig, daß sich die Psychiatrie, sofern sie wissenschaftlich-rational sein will, auf die objektiven Verhältnisse, wie sie sich dem dualistischen Verständnis erschließen, beschränken müsse. Eine solche Fehleinschätzung der Lage ließ W. de Boor (1954) zu Beginn der psychopharmakologischen Ära schreiben: „Daß wir heute mit Hilfe klarer, differentialdiagnostisch zielstrebig gerichteter Fragestellungen für jede psychische Abnormität einen annähernd übereinstimmenden Ort im System der speziellen Psychiatrie finden, ist ein Resultat dieses im einzelnen gar nicht mehr überschaubaren Ringens um Ordnung.“ – Mittlerweile ist sich die Psychiatrie ihres Standpunktes nicht mehr so sicher. Es steht fest, daß die Option für die naturwissenschaftlich-materialistische Methode die darauf gegründete psychiatrische Systematik, von der de Boor spricht, keineswegs in der erhofften Weise abgesichert hat. Um „Ordnung“ bemühen sich mittlerweise nicht mehr bloß die Psychiater, das „Ringen“ hat weit über die Grenzen der Psychiatrie hinausgegriffen, und es gelingt nicht einmal, sich auf einen Krankheitsbegriff zu einigen (vgl. Degkwitz u. Siedow 1981).

Es gibt in der Zwischenzeit sogar Psychiater, die den Begriff der psychischen Krankheit leugnen und ihm – zusammen mit Kritikern unterschiedlicher Herkunft – eine bloße Etikettfunktion zuschreiben. Psychische Krankheit ist in ihren Augen lediglich eine soziale

Anomalie, und in der Psychiatrie sehen sie nichts anderes als ein „Instrument des Klassenkampfes". Es wäre aber dem Bestreben, diese unerfreuliche Situation zu ändern, nicht dienlich, wenn diese Krise der Psychiatrie nur als das Werk von Außenseitern und Kritik nur als unsachlich betrachtet werden würde. Es steht zwar außer Zweifel, daß bei alledem sachfremde Gesichtspunkte in erheblichem Umfang eine Rolle spielen. Daneben zeugt dieser Zustand aber auch davon, daß das naturwissenschaftlich-materialistische Fundament, auf das man sich übereilt verließ, weniger stabil war, als es zunächst den Anschein hatte, und es sieht so aus, als ob diese Krise auch der Preis dafür ist, daß in den Anfangsgründen der Psychopathologie der Bewußtseinsbegriff nicht abgeklärt worden ist, weil man überzeugt war, daß es eine vollständigere Wahrheit als die der „objektiven Verhältnisse" nicht geben könne.

1.2 Die formalen Begriffe „Kontinuität/Diskontinuität" und die Methoden des Verstehens und Erklärens

Die Taxonomie der traditionellen Psychiatrie ist nur in einem „äußerlichen" Sinn systematisch, sie ist „beschreibend"; sie beschreibt die „objektiven Gegebenheiten", wie sie sie bei ihrem Streifzug durch das, was sie als „Außenwelt" versteht, antrifft, wobei zu dieser Außenwelt auch der objektivierbare Anteil des Ich gehört. Die in der Welt angetroffenen Gegenstände sind ihre „Inhalte" und diesen „äußerlichen" Inhalten stülpt das Bewußtsein, wie wir gesehen haben, seine „Formen" über: die Form des Sehens bei der Landschaft, die Form des Hörens bei der Melodie usw. Dabei wird der Erlebende nur auf eine rezeptiv*passive* Weise tätig und ist darin z. B. einem Flipperautomaten zu vergleichen, in den irgendein Spieler die Spielkugel losgelassen hat. Der beschreibend systematisierende Psychiater notiert nun den Weg der Kugel mit den Hindernissen, gegen die sie stößt, und die Reaktionen des Apparates; die Systematisierung der Ergebnisse erweist sich als eine kaum abschließbare Aufgabe mit dem Problem, die Logik des Zufalls herauszufinden.

Die strukturalistischen Psychiater sind dagegen der Auffassung, daß die materialistische Gleichsetzung des Bewußtseins mit einem Flipperautomaten einen wesentlichen Fehler hat. Sie läßt unberücksichtigt, daß die Aktivität des Erlebenden *nicht bloß rezeptiv-passiv,* sondern spontan-aktiv ist. Demgegenüber hat sich die strukturalistische Bewußtseinstheorie definitiv vom Bild der Seele als einer „Tabula rasa", das die Behaviouristen von Aristoteles übernommen haben, verabschiedet. Die Schrift, die auf der Tafel erscheint, wird nach strukturalistischer Ansicht von der Tafel selbst *aktiv* mitgeformt. Diese Ansicht beruht auf einem völlig veränderten Verständnis dessen, was „Form" und „Inhalt" auf das Bewußtsein bezogen in Wahrheit sind. Den Gegenständen als den von außen ins Bewußtsein gelangenden Inhalten des Erlebens wird hier nicht eine vorgefertigte Form übergestülpt; die Gegenstände ergeben sich erst aufgrund der formenden Aktivität des Subjekts, indem das Erleben strukturiert wird. Nach dieser Auffassung ergibt sich der wahre Formbegriff demnach aus den für das Bewußtsein maßgeblichen Strukturierungsprinzipien der *Integrierung* und *Differenzierung,* und der Inhaltsbegriff ist nicht mit dem eines von „außen" übernommenen Gegenstandes gleichzusetzen; der Inhalt dieses Erlebens, das, was im Bewußtsein zu Gegenständen geformt wird, ist die Aktivität, ist der psychische Antrieb.

Bei diesem monistischen Verständnis des Bewußtseins ist das Bild des Bewußtseins als Flipperautomat – mit dem Dualismus von Spieler und Apparat – hinfällig, statt dessen kann man sich das, was hier gemeint ist, verdeutlichen, wenn man an einen Wirbel im Wasserlauf denkt. Aus sich heraus würde das strömende Wasser keinen Wirbel bilden; es trifft aber auf einen Widerstand, der strukturiert und sich als „Seinsform" dem kontinuierlichen Werden des aus Wasserpartikeln bestehenden Stromes mitteilt. Mit dem Hinweis auf das „kontinuierliche Werden" haben wir vorstehend den Begriff des Kontinuums mit der Inhaltsseite des Geschehens in Verbindung gebracht, wobei das kontinuierliche Strömen der beliebig miteinander austauschbaren Wasserpartikel für die psychische Gegebenheit des Antriebs steht, den wir als den „Inhalt" des Bewußtseins definiert haben.

Wenn wir am Psychischen somit als die beiden Grundgegebenheiten, die den Begriffen „Inhalt" und „Form" entsprechen, den Antrieb und die Struktur unterscheiden, dann können wir auch – an das Bild des Wirbels im strömenden Wasser denkend – sagen, daß sich der *dynamische* Aspekt des Antriebs zur *statischen* Struktur wie das Werden zum Sein verhält. Dies hat erhebliche methodologische Konsequenzen; aus den Begriffen Werden und Sein ergibt sich ohne weiteres, daß die methodische Einstellung darauf nur alternativ sein kann. Man kann immer nur das eine oder das andere, nie beides gleichzeitig ins Auge fassen. Das heißt, daß der Psychiater das Ziel systematischer Geschlossenheit der Darstellung nur erreicht, wenn konsequent entweder dem einen oder dem anderen Aspekt der Vorrang eingeräumt wird; entweder wird der Antrieb – als die Inhaltsseite des Erlebens – zum leitenden Gesichtspunkt erhoben oder die Struktur in ihrer formalen Relevanz für das Bewußtsein.

Wird der *dynamische* Aspekt in den Mittelpunkt gestellt, dann heißt dies, daß der Untersucher besonders auf den „fließenden" Charakter des Antriebs in seiner *Stetigkeit* achten muß. Die Untersuchungsmethode muß so geartet sein, daß der Untersucher durch sein Tun diese Kontinuität nicht unterbricht: der Bewußtseinsfilm darf nicht angehalten werden. Abgrenzungen – z. B. die Grenzen, die zwischen dem Patienten und dem Therapeuten bestehen – sollen so weit wie möglich verwischt, beseitigt werden, und dies ist – seit Aristoteles – das Prinzip der Hermeneutik. Die „mitreißende" Qualität des Erlebensflusses, die auf dem dynamischen Gehalt des jeweils aktuellen Themas beruht, auf den Erlebensinhalten also, rückt damit in den Vordergrund und ermöglicht im Idealfall die Identifizierung von Therapeut und Patient. Hierbei bezieht sich die Aufgabe des Verwischens oder gar Beseitigens von Grenzen nicht nur auf den sozusagen „räumlichen" Charakter unterschiedlicher Positionen, sondern – und vor allem – auf das „zeitliche" Nacheinander in der Psychogenese. Ob der Therapeut diese Aufgabe löst oder nicht, zeigt sich am Erreichen oder Verfehlen des historisch-dynamischen Sinns, in welchem kontinuierlich ein Inhalt aus dem andern hervorgeht. Wir nennen diese Methode die Methode des Verstehens, und wir begreifen, daß es bei diesem inhaltlichen Erfassen der Psychodynamik im wesentlichen auf den „Antrieb" als leitenden Gesichtspunkt ankommt. Tatsächlich begriff Freud seine Theorie auch ausdrücklich als eine „Trieblehre", und der Konsequenz, mit der dieser Gesichtspunkt in den Mittelpunkt gestellt wurde, verdankt die psychoanalytische Lehre ihre methodische Geschlossenheit. Der gleiche Umstand ist andererseits aber auch die Ursache dafür, daß die Psychoanalyse mit dem Strukturbegriff nichts anfangen kann; dort, wo von einem Vertreter der Psychoanalyse der Begriff „Struktur" verwendet wird, wird die psychoanalytische Theorie inkohärent.

Die systematische Bedeutung der Methode des Verstehens in der traditionellen Psychiatrie ist weniger zentral als in der Psychoanalyse; sie hat auch keine geschlossene Psychopathologie des Antriebs entwickelt, sondern – methodologisch unentschlossen – neben dem Antrieb immer auch gleichzeitig die Struktur berücksichtigt. Sie hat also das Unmögliche versucht, das darin besteht, daß die Alternative von Sein und Werden in einen Kompromiß verwandelt wird. In der Praxis sieht das so aus, daß am Verstehensbegriff dessen subjektive, letztlich irrationale Seite hervorgekehrt wurde; das Verstehen – in seinem subjektiven Charakter – wurde folglich als „innere" Angelegenheit irgendwie dem „Geist" zugeordnet und unterschwellig als eine eher minderwertige – eben „subjektive" – Methode angesehen, die nicht zu sicheren Resultaten führt, wobei unbeachtet blieb, daß dies erklärtermaßen auch gar nicht ihr Ziel ist. Um diesen Mangel auszugleichen, wurde der Methode des Verstehens die Methode des Erklärens beigegeben. Sie ist auf die Gegenstandswelt in ihrem objektivierbaren Charakter beschränkt und damit – nach dualistischer Auffassung jedenfalls – eine sichere, nämlich, „äußere" Methode, die Methode der Naturwissenschaft. Diese methodologischen Implikationen des Dualismus von Geist und Natur sind also für die Psychiatrie von großer Bedeutung, und die besonderen Schwierigkeiten des Dualismus mit dem Subjekt-Objekt-Begriff des Bewußtseins tauchen erneut im Zusammenhang mit dem Bemühen um methodologische Klarheit auf, und sie zeichnen sich hier in der Unmöglichkeit ab, Sein und Werden gleichzeitig zum Gegenstand der Untersuchung zu machen.

Das „Verstehen" im Rahmen der traditionellen Psychiatrie ist also die Suche nach Zusammenhängen im Reich der Seele, in einem „Innenbereich", in dem man sich quasi unerlaubterweise aufhält. Das Kennwort, mit dem sich diejenigen, die hier unterwegs sind, untereinander verständigen, ist der – finale – Sinn. Die Dynamik, die dafür sorgt, daß der gesuchte Zusammenhang nicht abreißt, ist somit die finale Kontinuität, die auf das nachzuvollziehende Ziel gerichtet ist. So zielt die verständliche Trauer, die das Kind über den Verlust des Vaters empfindet – dynamisch gesehen – auf die Wiederherstellung des früheren Zustandes, wobei der Sinnzusammenhang durch den irrationalen Charakter dieses Wunsches nicht gestört wird. Ein Wunsch oder eine Befürchtung kann auf diese Weise noch so abnorm sein, solange das verstehende Nachvollziehen gelingt, wird der sich dabei ergebende Sinnzusammenhang als das Zeichen psychischer Gesundheit gewertet. Der Umstand, daß das „Zerreißen" dieser Sinnkontinuität als Zeichen der Geisteskrankheit für die traditionelle Psychiatrie zum wichtigsten Kriterium der Psychopathologie wurde, verweist auf ein von den Psychiatern schmerzlich empfundenes Dilemma, auf die Tatsache, daß es ihnen nicht gelungen ist, mit der bevorzugten naturwissenschaftlichen Methode ein allgemeingültiges Kriterium der Geisteskrankheit aufzuzeigen.

Es ist dieser Bezug auf den mit der Methode des Verstehens zu erfassenden – finalen – Sinnzusammenhang, der innerhalb der beschreibenden Systematik der traditionellen Psychiatrie die Unterscheidung zwischen *qualitativen* und *quantitativen* psychischen Abnormitäten ermöglichte. Ein psychopathologisches Phänomen ist qualitativ abnorm, wenn es aus dem Verstehenszusammenhang herausfällt und damit das Faktum der psychischen Krankheit anzeigt, mit der dann sein Auftreten „erklärt" wird, was offenbar eine Petitio principii darstellt. Mit dem Begriff der quantitativen Abnormität wird zum Ausdruck gebracht, daß psychische Gesundheit in vielen „Schattierungen" vorkommt. Diese Schattierungen stellen Variationen einer Idealnorm dar, welche nach Schneider (1962) die „Spielbreite menschlichen Wesens" ausfüllen; andere Autoren sprachen diesbezüglich von der „Psychologie des menschlichen Herzens" (vgl. S. 32).

Während die psychologisch-psychiatrischen Schulen, die sich – ganz oder teilweise – auf die Methode des Verstehens stützen, nur um den Preis ihrer Selbstaufgabe von den Inhalten des Erlebens, von der Stetigkeit der Zusammenhänge und der zielgerichteten Dynamik absehen können, erhält die strukturale Psychiatrie gerade dadurch, daß sie die unendliche Vielfalt individuell einmaliger Erlebensinhalte auf sich beruhen läßt, den sie auszeichnenden formalistischen Charakter. Der Untersucher, der die formale Methode anwendet, versucht, das Sein – das, was ist – zu bestimmen, indem er den Bewußtseinsfilm anhält, das Werden unterbricht; er versucht nicht, die Grenzen zu verwischen oder zu beseitigen, er macht sie im Gegenteil möglichst deutlich, indem er Kontinuierliches begrifflich zerlegt, *definiert.* Nicht der ständige inhaltliche Wechsel des Erlebens, nicht der allmähliche quantitative Übergang der Bewußtseinszustände ineinander, sondern die diskontinuierliche, abgrenzende *Form* des Gegebenen wird betont. Dies ist die Voraussetzung für das Erkennen von Systemen, gleichgültig, ob es sich dabei um den Wirbel im strömenden Wasser oder um die Subjekt-Objekt-Struktur des Bewußtseins handelt.

Indem auf diese Weise das Erfassen der Form die Abstraktion von der „lebendigen" Vielfalt der Inhalte bedeutet, ist diese definierende Methode allerdings auch der Kritik ausgeliefert, erstarrt und leblos zu sein. In diesem – kritischen – Sinn wird der Ausdruck „Formalismus" meistens gebraucht, z. B. von Scheler (1966), als er die Ethik von Kant „formalistisch" nannte. Aber so, wie es nicht zur inhaltlichen Methode gehört, daß sie zu allgemeingültigen Ergebnissen führt, so gehört es auch nicht zur formalen Methode, daß sie das Leben kopiert. Da es keine Methode gibt, die beides leistet, ist es müßig, auf diese Kritik einzugehen, man braucht sich nur klarzumachen, welchen Zweck man erreichen will. Die Anwendung der formalen Methode auf das Psychische hat gegenüber der inhaltlichen Methode den entscheidenden Vorzug, daß sie rational überprüft werden kann, weil sie zu allgemeingültigen Ergebnissen führt. Demgegenüber führt die Methode des Verstehens grundsätzlich nur zu Ergebnissen, die mehr oder weniger zustreffend sind; ihre Urteile lassen sich – und zwar grundsätzlich – weder verifizieren noch, was wichtiger ist, falsifizieren. Beispielsweise reißt die Schönheit einer Melodie oder eines tänzerischen Ausdrucks nicht alle, die sich um ihr Verständnis bemühen, in gleicher Weise mit; die Urteilenden kommmen zu Prädikaten, die über eine breite Skala gestreut sein können. Für sie gibt es keinen Maßstab, der es erlauben würde, das eine Urteil als „falsch" und das entgegengesetzte Urteil als „richtig" zu bezeichnen. Alternative Urteile – entweder richtig oder falsch – ergeben sich nur dort, wo auf Diskontinuitäten Bezug genommen werden kann, und dies setzt die Bestimmung von Formen voraus.

Wie soll diese formale Methode genannt werden? Die traditionelle Psychiatrie hat, wie wir gesehen haben, der inhaltlichen Methode des Verstehens die – allerdings nicht formal, sondern naturwissenschaftlich definierte – Methode des Erklärens entgegengestellt. Sie konnte zwar auf die Methode des Verstehens nicht verzichten, sah darin aber einen Mangel und war, wie Witter (1970) schrieb, bestrebt, „jede seelische Störung nach Möglichkeit als Symptom einer körperlichen Veränderung zu erklären". Weil das finale Verstehen so weit wie möglich durch das kausale Erklären ersetzt werden sollte, galt ein Großteil der wissenschaftlichen Aktivität der traditionellen Psychiatrie der Suche nach den körperlichen Ursachen psychischer Krankheiten. Mit einem dergestalt definierten Erklären ist die Einengung des Blickfeldes auf den Bereich der objektiven Notwendigkeit verbunden; die andere Hälfte der psychischen Struktur, das Subjekt mit seiner spontanen Aktivität, bleibt außer Betracht und damit die Hypothese, daß die Geisteskrankheit vielleicht gerade in der Störung dieses subjektiv-objektiven Doppelaspektes des Bewußtseins besteht; Ey (1975) hat auf diese Hypothese verwiesen, als er den Gegenstand der Psychiatrie als die „Pathologie der Freiheit" definierte.

Wenn wir hier für die strukturale Methode dennoch die Bezeichnung „Methode des Erklärens" beibehalten wollen, dann geschieht dies mit dem ausdrücklichen Hinweis, daß kein kausales Erklären, sondern ein formales Erklären im Sinn einer – nicht nach „Natur-", sondern Verstandeskriterien zu beurteilenden – *rationalen* Stellungnahme gemeint ist. Während das kausale Erklären auf den Bereich der objektiven Notwendigkeit beschränkt ist, auf den das Bewußtsein als Gegenstand der Psychiatrie erst durch den krankheitsbedingten Verlust der subjektiven Freiheit reduziert wird, erfaßt das formale Erklären beide Seiten des Bewußtseins: den integrativen Subjektbereich mit der Einheit und Stabilität des Erlebens einerseits und den Bereich der objektiven Notwendigkeit andererseits.

Formales und kausales Erklären können allerdings unter Umständen zur Deckung kommen. Je mehr im Krankheitsfall das Bewußtsein seine subjektiv-objektive Struktur verliert, desto mehr tritt am Patienten jener somatopsychische Aspekt hervor, der dem starren Regiment der objektiven Notwendigkeit entspricht, und um so vollständiger trifft die kausale Erklärung zu, mit der in diesem fortgeschrittenen Fall die formale Erklärung zusammentrifft.

1.3 Aktualität/Potentialität des Bewußtseins und der Begriff der Persönlichkeit

Die positivistische oder dogmatische Lösung, welche die naturwissenschaftlich-materialistische Bewußtseinstheorie für die besonderen Schwierigkeiten des Dualismus bereithält, ist nicht geeignet, „reinen Tisch" mit dem Problem des Essentialismus zu machen (vgl. S. 7). Das dualistische „Wesen", das Gehörs-, Geschmacks-, Gesichtserlebnisse usw. *hat,* wird nirgends näher beschrieben; es ist zu einer Art von Spukexistenz verurteilt. Dies verhindert allerdings nicht, daß es sich allenthalben bemerkbar macht; z. B. denkt man sich dieses als die „Seelensubstanz" zu bezeichnende Wesen als das Substrat der Persönlichkeit, das der Aktualität des Erlebens in eine eigene Sphäre enthoben ist. Diese „Seelensubstanz" mit ihrer nicht zu qualifizierenden Konsistenz verschafft erst dem Persönlichkeitsbegriff diejenige „Dimension", die ihn vom Bewußtseinsbegriff nicht nur unabhängig macht, sondern gerade umgekehrt den Begriff des Bewußtseins in Abhängigkeit zum Begriff der Persönlichkeit bringt. Vor diesem Hintergrund erscheint der Persönlichkeitsbegriff als das umfassendere Prinzip: die Persönlichkeit kann Bewußtsein haben, sie braucht aber nicht; z. B. wenn sie schläft. Das Bewußtsein ist dagegen darauf angewiesen, daß die Persönlichkeit es hat, denn es gibt nach dieser Auffassung kein Bewußtsein ohne Persönlichkeit; die Persönlichkeit aber hat auch außerhalb der Reichweite des Bewußtseins eine davon unabhängige, eigenständige Existenz.

Es ist verständlich, daß derjenige, der für seine Ausführungen Anspruch auf Wissenschaftlichkeit erhebt, dieses „spukhafte Wesen", dem er als Konsequenz seiner dualistischen Ausgangsposition nicht entgehen kann, als kompromittierend empfindet; er möchte es loswerden und versucht deshalb, es in eine „black box" zu sperren; man kann aber nicht behaupten daß diese „black box", die das Kind der Tabula rasa ist, eine Lösung wäre, welche die Ansprüche des Verstandes befriedigt. Aber was soll man mit dieser dualistisch implizierten, essentialistischen Existenz der Persönlichkeit anfangen? Sie „ragt" gewissermaßen in die Aktualität des Erlebens hinein und wird hier durch die Vermittlung der Sinnesorgane von der Gegenstandswelt in ihrem Wirklichkeitscharakter – wie mit einem Griffel – so affiziert, daß sie in der Folge bestimmte Erlebnisse hat. Solange ihre Aktualität anhält, bestimmen diese Erlebnisse das Bewußtsein dieser Persönlichkeit, die sie in Form von Spuren – *Engrammen* – dann in das Gedächtnis aufnimmt, und hier bilden sie – entaktualisiert – die dunkle Zone des Unbewußten. Aus der unbewußten Gegenständlichkeit, welche die Vergangenheit der Persönlichkeit darstellt, werden die früheren Erlebnisse – quasi mechanisch – wieder hervorgeholt; man denkt an einen Zug mit kleinen Loren, der in einen Bergwerksschacht einfährt. Die Erinnerungstätigkeit spielt hier eine ähnliche Rolle wie die Sinnestätigkeit im unmittelbaren Erleben.

Nun weiß man bei einer solchen dualistischen Darstellung der Vorgänge des Erlebens nicht recht, wie das alles gesteuert wird, von wem der Fahrplan stammt; wie will man z. B. erklären, wer es ist, der weiß, daß es jene Inhalte, die aus der unbewußten Vergangenheit hervorgeholt werden sollen, überhaupt gibt. Wüßte der Erlebende – als Persönlichkeit – selbst etwas von ihrem Vorhandensein, dann wären diese Inhalte ja nicht unbewußt; sie wären dann nicht vergessen, und der Erlebende brauchte sie nicht zu erinnern, weil sie unverändert *aktuell* sind. Vielleicht könnte man einwenden, daß es die „Evokationspotenz" einer bestimmten Situation ist, die dieses Wunder vollbringt. Stellen wir uns aber in einem Gedankenexperiment eine Versuchsanordnung mit einer Maus als Versuchstier vor, dann kann eine äußerlich vorgegebene Situation bei dieser Maus nur dann Erinnerungen an ähnliche Situationen, die sie von früheren Experimenten kennt, aktualisieren, wenn auch die neue Situation von ihr erkannt wird; damit sind wir aber wieder am Ausgangspunkt, denn das Erkennen der neuen Situation setzt voraus, daß sie ihre früheren Erfahrungen aktualisiert.

Der aktuell Erlebende kann mit seinem Unbewußten noch so hoch organisiert sein, „lebendig" wird das Ganze, das sich aus dem aktuell und potentiell Bewußten zusammensetzt, aus dualistischer Sicht nur, wenn darüber noch ein höheres Prinzip waltet. Dieses „höhere Prinzip" ist es, das die Persönlichkeit zu Bewußtsein kommen läßt, indem es z. B. dem – aus sich heraus blinden – Gedächtnis die Anweisung gibt, was es erinnern soll. Dieses höhere Prinzip ist dem Mann zu vergleichen, der einen Computer bedient, denn der Computer befindet sich in einer ganz ähnlichen Lage wie das dualistische Gedächtnis: ihm nützt der beste Speicher nichts, wenn ihm nicht auf diese oder jene Weise mitgeteilt wird, was daraus in welcher Reihenfolge abgerufen werden soll. Auch wenn dieser Auftrag seinerseits gespeichert ist, ändert dies am Grundproblem nichts; ob jetzt oder früher, irgendwann muß der Computer einen spezifizierten Auftrag erhalten, sonst bleibt der Speicher unbenutzt.

Wie schon mehrfach betont wurde, ist die dualistische Betrachtungsweise der – meist nicht gründlich reflektierte – Ausgangspunkt der traditionellen Psychiatrie; sie hat ihn sowohl mit der Psychoanalyse als auch mit der dem Behaviourismus verpflichteten Psychologie gemeinsam, ohne daß aus dieser Gemeinsamkeit besondere gegenseitige Sympathien erwachsen würden. Kennzeichnend für diesen Ausgangspunkt – und von einiger praktischer Bedeutung – ist der Begriff des „erlebnisbedingten Persönlichkeitswandels" (Venzlaff 1958). Dabei wird angenommen, daß sich – irgendwo – eine Persönlichkeit als „Essenz" installiert hat und an diesem geheimnisvollen Platz Erlebnisse etwa so hat, wie ein Potentat Hof hält und seine Untertanen anhört. Ob er sich für das , was er zu hören bekommt, interessiert oder nicht, steht ganz in seinem Belieben, in jedem Falle wahrt er die Distanz; wenn er das nicht tut, muß er geistig krank sein. Jedenfalls ist es das, was mit dem Begriff des „erlebnisbedingten Persönlichkeitswandels" impliziert wird, denn wir haben es danach mit einer Persönlichkeit zu tun, die normalerweise in der Art, wie sie hier mit einem bildlichen Vergleich sinnfällig gemacht wurde, über ihre Erlebnisse disponiert; es müssen – und das ist der pathologische Fall – ganz und gar außergewöhnliche Erlebnisse sein, wenn dieses Schema außer Kraft gesetzt werden soll, so daß die Persönlichkeit sich unter dem

Eindruck dieser ganz und gar außergewöhnlichen Erlebnisse wandelt, eine Situation, die der Situation des Attentats vergleichbar ist, durch das die aufgebrachten Untertanen den Fürsten zwar nicht umbringen, aber zum Krüppel machen.

Von wo der Untertan kommt, der durch die offene Tür des Palastes tritt, und wohin er nach der Audienz gehen wird, das weiß man; von wo die Erlebnisse, welche die Persönlichkeit aufsuchen, kommen und wohin sie anschließend gehen, kann man sich nicht vorstellen, weil es unlogisch ist, Persönlichkeit und Erlebnis in dieser Weise zweizuteilen. Die Persönlichkeit *ist* das Erlebnis, und das Erlebnis ist die Differenz zwischen der Persönlichkeit danach und davor. Das heißt also, Erleben ist Persönlichkeitswandel oder nichts; von einem erlebnisbedingten Persönlichkeitswandel als pathologischer Gegebenheit zu sprechen, heißt, sich auf die Stufe des naiven Alltagsverständnisses begeben und die Meinung der Menge teilen, wonach die Erlebnisse i. allg. denselben Bestand haben, wie etwa das Bild auf dem Fernsehschirm, von dem man allerdings Videoaufzeichnungen machen kann. Nach der allgemeinen Meinung sind die Erlebnisse flüchtig und dazu verurteilt, im zeitlichen Fluß des Erlebens unwiderruflich ihre Identität zu verlieren und nur in ausgesuchten besonderen Fällen noch als Kopie, als Konserve zu existieren, während die Persönlichkeit wie auf einem manchmal steinigen, manchmal bequemen Weg über die Erlebnisse, die sie hat, in der – vergegenständlichten – Zeit fortschreitet, dem Himmel oder der Hölle entgegen.

Unter Bezug auf den berühmten Fluß des Heraklit wurde zur Problematik des erlebnisbedingten Persönlichkeitswandels an anderer Stelle (Luthe 1981) Stellung genommen. Heraklit hat am Beispiel des Flusses das dynamische Auseinanderhervor- und Ineinanderübergehen der Inhalte des Werdens sinnfällig gemacht. Nach Heraklit ist es unmöglich, „zweimal in denselben Fluß zu steigen oder eine vergängliche Substanz, die ihrer Beschaffenheit nach dieselbe bleibt, zu berühren, sondern infolge der ungestümen Schnelligkeit der Umwandlungen zerstreut er sich und vereinigt sich wieder. . .und kommt und geht" (zit. nach Capelle 1968). Übrigens wies Heraklit – am Beispiel des Gerstenbrandes, der sich in Gärung befindet – auch bereits auf die Identität im Wandel hin. Monistisch gesehen hebt sich die Identität der Persönlichkeit im Fluß des Erlebens, der sie ausmacht, als übergreifende Seinsform von der Dynamik des Werdens ab (vgl. S. 12). Vergegenwärtigen wir uns noch einmal das Bild vom Wirbel im strömenden Wasser, dann ist für unser Problem wichtig, daß die „Form" – die hier für „Persönlichkeit" steht – nicht von der Annahme irgendeines spukhaften Wesens, das wir ihre Essenz nennen, abhängig ist, sondern von der Dynamik der Wasserpartikel, die als solche mit der Aktualität jegliche Bedeutung verlieren, spurenlos vergehen; Bedeutung haben die Erlebnisse nur, indem sie die Persönlichkeit formen.

Diese formende Bedeutung der Erlebnisse für die Persönlichkeit bleibt aktuell, solange der „Wirbel" besteht; „aktuell bleiben" heißt, daß die Erlebnisse nicht – wie Sedimente – im Gedächtnis der Vergangenheit anheimfallen, sie sind die gegenwärtige Form der Persönlichkeit, gleichgültig, ob sie bewußt oder unbewußt die Struktur bestimmen. Die Struktur hebt auf diese Weise das Nacheinander im Aktuellwerden der Inhalte auf; die Wasserpartikel, die in das Strömen einbezogen sind, sind in ihrer Identität völlig belanglos; von Belang ist lediglich das Medium, das sie von ihrer Identität unabhängig für den Wirbel bilden. Auf die Struktur bezogen erscheint „Zeit" somit tatsächlich nur als eine Form der Anschauung, die sich so wenig vergegenständlichen läßt, wie es gelingt, die strömenden Wasserpartikel nach ihrer Aktualität zu identifizieren. Als solche hinterlassen sie keinerlei Spuren: sie sind der Zeit enthoben; der Begriff der Zeit erhält erst Sinn, wenn er mit dem der Form zusammengebracht wird. Erinnerungen werden deshalb auch nicht wie aus einem Bergwerk gefördert; sie ergeben sich in der Aktualität des Erlebens durch die Anwendung der Zeitform auf das, was überhaupt ist, und dieses Sein und nichts anderes nennen wir „Persönlichkeit". Die Aktualität des Erlebens stellt somit den Ausschnitt aus dem Sein der Persönlichkeit dar, auf den sich die formende Aktivität bezieht.

Wenn wir an der Persönlichkeit – auf das Erleben bezogen – folglich einen aktuellen und einen nichtaktuellen (potentiellen) Anteil unterscheiden, dann bedeutet das nicht, daß der potentielle Anteil weniger existent als der aktuelle Anteil wäre; seine gegenwärtige Realität hängt ebensowenig von seiner Aktualisierung ab, wie die Existenz einer „ruhigen Landschaft" davon abhängig ist, ob sie gegenwärtig Bestandteil irgendeines aktuellen Erlebens ist. So sehr dies der allgemeinen dualistischen Meinung über die Dinge, die uns hier beschäftigen, widerspricht, ist damit alles über die Persönlichkeit gesagt, was sich widerspruchsfrei sagen läßt, und es bleibt kein Platz für die Annahme irgendeines spukhaften Wesens, das der Träger der Fähigkeiten ist, kraft deren jemand Erlebnisse hat. Es besteht daher auch keine zwingende Veranlassung, diesen Begriff sozusagen in eine „black box" einzusperren, denn dieser Persönlichkeitsbegriff braucht das Licht einer rationalen Durchleuchtung nicht zu scheuen. In diesem Licht wird vielmehr deutlich, daß es nicht der Begriff der Persönlichkeit ist, der denjenigen des Bewußtseins umfaßt, sondern daß es sich gerade umgekehrt verhält: wie jede Geschichte existiert auch Persönlichkeit nur im Bewußtsein, oder sie existiert nicht; Bewußtsein ist der Oberbegriff für Persönlichkeit.

Hinsichtlich der Proportionen ihrer aktuellen und potentiellen Anteile sind das Interesse und die Intensitätsschwankungen des Bewußtseins maßgeblich; in diesem Sinn empfiehlt sich die Einführung des praktischen Begriffs der Manifestationsschwelle der Aufmerksamkeit. Damit ergibt sich zugleich die Möglichkeit, an den Begriff der Subjekt-Objekt-Ordnung des Bewußtseins, der uns an anderer Stelle beschäftigt hat, anzuknüpfen; „Aufmerksamkeit" ist die Leistung des Subjekts, die zur Aktualisierung des potentiell Gegebenen führt. „Subjekt" ist demnach nicht mit Persönlichkeit gleichzusetzen, sondern mit dem im Erleben aktualisierenden Anteil der Persönlichkeit (vgl. Abb. 1, S. 20). Entsprechend hat Koffka (1962) aus gestaltpsychologischer Sicht das Subjekt in seinem konstant aktiven, „aktuellen" Charakter dem immer nur teilweise aktuellen, überwiegend „potentiellen" Objekt gegenübergestellt. In der Ontogenese der Persönlichkeit ändert sich die von Anfang an gegebene Grundrelation Subjekt/Objekt nicht grundsätziich, sondern nach Maßgabe einer zunehmenden Differenzierung/Integrierung nur quantitativ. Aktualität und Potentialität sind von Anfang an Bestimmungsmerkmale dieses Bewußtseins, das also nicht zu irgendeinem Zeitpunkt aus dem Unbewußten hervorgeht und das Wissen seiner selbst voraussetzt. Ein Tier, das weiß, wo ihm eine Gefahr droht, und das deshalb den gefährlichen Ort meidet, handelt deshalb nicht „unbewußt", weil sein Verhalten vielleicht „subkortikal" gesteuert ist. Daß das Wissen seinerseits „objektiviert", zum Gegenstand der Aufmerksamkeit gemacht werden kann, ist in der Evolutionsreihe zwar von dramatischer Bedeutung, ändert aber nichts daran, daß es sich auch hierbei nur um eine *quantitative* Frage der differenzierend/integrierenden Strukturierung handelt.

Auf der Entwicklungslinie vom Subkortex zum Kortex findet also nicht, wie Meynert und ihm folgend Freud meinten, die Differenzierung des Bewußten aus dem Unbewußten statt. Vielmehr handelt es sich darum, daß ein primäres Bewußtsein mit seinem primären Unbewußten entwicklungsbedingt in ein differenziertes Bewußtsein mit einem differenzierten Unbewußten – als Subsystem – übergeht. Die Bewußtlosigkeit als pathologisches Ereignis stellt keineswegs die „Rückkehr" des Kranken aus dem Bewußten ins Unbewußte dar, sondern seine Vertreibung aus beiden Bereichen gleichzeitig. Beim Schlaf tritt infolge einer Senkung des Aktivitätsniveaus – dem Nachlassen der Strömung im Wasser vergleichbar – die Aktualität des Subjekts in den Hintergrund, und damit verliert auch die Aktualität/Potentialität des Objekts an Bedeutung; es wird nach Maßgabe dieses Aktivitätsschwundes nicht erlebt. Erst wenn der Schläfer träumt, tauchen Objektwelt und Subjekt – in Vorgestalten, d. h. ungenügend strukturiert – wieder auf. Es handelt sich dann nicht bloß, wie bei den Halluzinationen (vgl. S. 10) um „Keime" für eine alternative Welt, sondern, wie jeder aus eigenem Erleben weiß, um regelrechte „Weltfragmente". Zwar ist der Echtheitseindruck dieser Fragmente in seiner Prägnanz gelegentlich verblüffend, dennoch wird auch im Traum die volle Strukturierungsleistung sowohl in objektiver als auch in subjektiver Hinsicht noch weit verfehlt: das Gegenständliche des Traums ist weitgehend akausal, und sein Subjektbezug fluktuiert, ist gespalten.

1.4 Zusammenfassung und Schematisierung der Grundbegriffe

Die Grundbegriffe, die uns in diesem *allgemeinen* Teil der systematischen Ableitung der strukturalen Psychopathologie beschäftigt haben, sollen hier nicht noch einmal definiert werden; sie sollen lediglich zusammengestellt und in ihrem psychopathologischen Bezug verdeutlicht werden. Im Mittelpunkt unserer Betrachtung steht der Begriff der Subjekt-Objekt-Ordnung des Erlebens als dessen *Form;* ihm entspricht als *Inhalt* der Begriff des Antriebs (vgl. S. 11 f.). Formal gesehen hat das Erleben somit zwei Polbereiche; in beiden Bereichen führt die Entwicklung – in der subjektiv/objektiven Spannung der Aktualität/Potentialität – vom Einfachen zum Komplizierten. Im Objektbereich stellt sich diese strukturierende Entwicklung als fortlaufende Differenzierung, in umgekehrter Richtung als eine dazu komplementäre Integrierung dar. Im Objektbereich gibt es einen relativ schmalen Ausschnitt, der dadurch besonders ausgezeichnet ist, daß sich die Aktualität des Subjekts auf ihn – als Aufmerksamkeit – konzentriert; wir können diesen besonders ausgezeichneten Ausschnitt der Persönlichkeit als den „Objektpol" des Erlebens bezeichnen. Er enthält sozusagen den Gegenstand, dem die Aufmerksamkeit gerade gilt, in vorübergehender Aktualität. Dieser vorübergehend aktuelle Gegenstand ist in seiner Kausalgesetzlichkeit mit der restlichen, auf diesen Zeitpunkt bezogen, für das Subjekt nur potentiell gegebenen Gegenstandswelt verbunden; die dergestalt miteinander verbundenen aktuellen und potentiellen Gegenstände des Erlebens bilden den vom Stand der Differenzierung/Integrierung bestimmten „Erlebenshorizont".

Ist das Subjekt der Mittelpunkt des einheitlichen Erlebens, dann erscheint der gegenständliche Erlebenshorizont als die Peripherie eines Kreises, dessen Durchmesser sich mit dem Strukturierungsgrad ändert (Abb. 1).

Im Mittelpunkt des Schemas steht das Subjekt *(S)*; es wird von der Peripherie potentiell bewußter *(pot.)* und dem Kreisausschnitt aktuell bewußter Gegenstände *(akt.)* umgeben. Die „Erlebensöffnung" auf die mit zunehmendem Erlebensradius immer feiner unterschiedene Gegenstandswelt hin, die als zentrifugaler Anteil der Kreishalbierenden graphisch zum Ausdruck gebracht wird, wird durch den nach „außen" zeigenden Pfeil als Merkmal der Differenzierung *(Differ.)* symbolisiert. Der Zusammenschluß des Erlebens, der das ganze System mit sich selbst identisch bleiben läßt, wird durch die nach „innen" zeigenden Pfeile symbolisiert und ist – als zentripetaler Anteil der Kreishalbierenden – das Merkmal der Integrierung *(Integ.)*.

Um die ontogenetische Zeitachse zu berücksichtigen, brauchte man eine weitere Dimension für dieses Schema; man würde dann zu einer Figur gelangen, wie sie der Embryologe Waddington (1940) als *Kegel* zur Darstellung des foetalen Entwicklungsprinzips benutzt hat und wie sie von Spitz (1972) bei seiner „genetischen Feldtheorie" der menschlichen Entwicklung herangezogen worden ist. An die zentrale Stelle des Subjekts tritt bei Waddington der Organisator als das *aktiv* die Entwicklung bestimmende Prinzip. In unserem einfachen Schema kommt dieser – dreidimensionale – Kegel im Kreis als zweidimensionale Projektion zum Ausdruck.

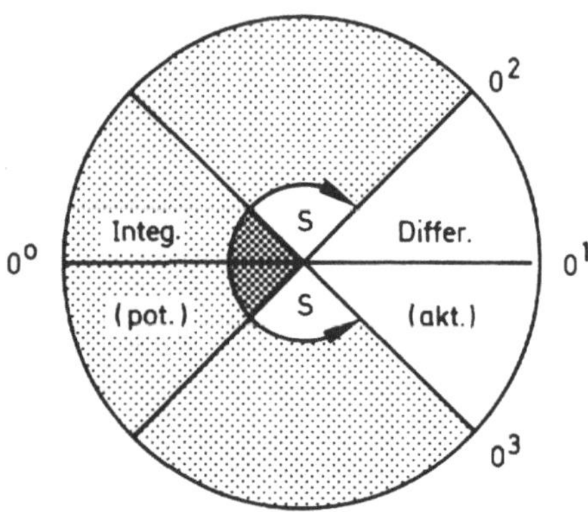

Abb. 1. Subjekt-Objekt-Struktur des Bewußtseins (vgl. Text)

In der Differenzierung ist der Erlebende die Welt, die über den eigenen Körper mit dem Ich verbunden ist, in einem beweglichen System von Begriffen. Diese Begriffe sind es, die den – ursprünglichen – Zusammenhang des Ganzen in immer feinere Diskontinuitäten zerlegen, wodurch das „Denken" in Begriffen immer tiefer unter die Oberfläche der anfangs höchst globalen Potentialität des Gegebenen einzudringen und damit den „Standpunkt" des Erlebenden zu verbreitern vermag. Hierbei wird der Erlebende nicht dualistisch als der Besitzer seiner Begriffe verstanden, und die Begriffe als bloße Formen sind nicht als die wirklichen Gegenstände anzusehen; Begriffe sind in der Tat besondere Formen der Bewußtseinsstruktur, die durch Differenzierung gewonnen werden. Begriffe sind auf diese Weise ein formaler Bestandteil der Persönlichkeit und des Erlebens. Daß Begriffe nicht die „Wirklichkeiten" selbst sind, haben Bochnik u. Gärtner-Huth (1981) bei der Formulierung psychiatrischer Erkenntnisziele ausdrücklich noch einmal herausgestellt.

Diese „begriffliche Auflösung" des Gegebenen stellt eine Diversifikation dar, die nahezu unbegrenzt ist. Daß sich das Erleben und der Erlebende nicht in dieser fast grenzenlosen Diversifikation verlieren, ist die Leistung der Integration; sie sorgt dafür, daß der Erlebende „stabil" bleibt, indem er mit sich selbst in Übereinstimmung bleibt. Diese Leistung besteht in der Konvergenz des Erlebens auf das Subjekt als den ständig aktuellen Mittelpunkt. Wird das Ganze infolge der Differenzierung in immer feinere Diskontinuitäten zerlegt, so verbindet die Integrierung die Teile wieder zu einem Ganzen im Rückbezug auf die konstantbleibende Identität des Subjekts, dem diese Identität in der unmittelbaren Gewißheit seines „Fühlens" ständig präsent ist.

Damit ist der Rahmen angegeben, innerhalb dessen alle denkbaren Strukturabweichungen als Gegenstand der Psychopathologie zu untersuchen sind. In wechselnden Proportionen sind sie entweder der Ausdruck eines Ungenügens der Differenzierungsleistungen oder der Integrierungsleistungen; andere Strukurabweichungen des Bewußtseins kann es nicht geben. Somit lassen sich alle psychopathologischen Phänomene entweder als eine Störung des Subjektbezugs des Bewußtseins oder als eine Störung des Objektbezugs auffassen. Liegt eine Störung des Subjektbezugs vor, ist das Bewußtsein – wie wir sehen werden – in dem Sinn gespalten, daß innerhalb ein und desselben Systems Begriffe geduldet werden, von denen der Erlebende weiß, daß sie sich gegenseitig ausschließen. Ist bei einer Störung des Objektbezugs des Erlebens die Differenzierung der Gegenstandswelt in Mitleidenschaft gezogen, dann werden die Kausalzusammenhänge, welche die Grundlage des Wirklichkeitscharakters der Gegenstandswelt darstellen, nur noch in einer Weise erfaßt, die sich mit dem Fortschreiten der Störung als zunehmende Vergröberung und Erstarrung erweist.

Die Orientierung an einem solchen strukturalen Rahmen ermöglicht es, wirklich *systematisch* Psychopathologie zu betreiben. Wie an anderer Stelle gezeigt wurde (Luthe 1981) ist dies im forensischen Zusammenhang von direkter, unmittelbarer Bedeutung für die Lösung der Aufgaben, die der Psychiatrie hier gestellt werden. In der forensischen Psychiatrie geht es in dieser oder jener Form immer um die Frage der Verantwortlichkeit eines Menschen. Insofern Strukturverlust, wie wir bei der Erläuterung des Subjektbegriffs erkannt haben (S. 4), gleichbedeutend mit Freiheitsverlust ist, versteht sich diese Implikation also von selbst. Für die anderen praktischen Zielen zugewandte, mit der Versorgung von Patienten betraute Psychiatrie bedeutet diese systematische, „formalistische" Psychopathologie eine – methodologisch außerordentlich wichtige – wissenschaftlich-rationale Fundierung, von der aus dann – in einem zweiten Schritt – nach den verschiedenen und höchst vielgestaltigen Ursachen der Strukturabweichungen gefragt werden kann.

Der Strukturverlust weist nur auf eine Noxe, eine krankmachende Ursache, hin, gibt aber keine spezifische Auskunft über die Art dieser Noxe. Der gleiche Strukturverlust kann die mannigfaltigsten Ursachen haben; das gleiche psychopathologische Erscheinungsbild kann „endogen" oder „exogen" verursacht sein, einer somatischen Erkrankung des Körpers allgemein oder speziell des Gehirns entsprechen, auf Fieber, einer Vergiftung oder Überlastung beruhen, es kann seinen Grund in einem nachvollziehbaren Erlebenszusammenhang haben, oder es kann trotz sorgfältigstem Nachforschen unmöglich sein, einen plausiblen Grund oder eine körperliche Ursache für die Störung zu finden. Die Strukturabweichung als solche sagt über die zugrundeliegende Störung nichts Spezifisches aus. Ihre Untersuchung führt daher auch nicht zur Aufstellung von Krankheitseinheiten, sondern zu einem „Symptomenkomplex" als der Zusammenfassung der phänomenologischen Entsprechungen der betreffenden Strukturabweichung.

Die zeitliche Gestaltung der Strukturabweichung in Abhängigkeit von der Einwirkungsdauer und der wechselnden Intensität einer Noxe läßt sich als die gesetzmäßige Entwicklung dieses Symptomenkomplexes erfassen. Man spricht in diesem Zusammenhang von einem „Syndrom" und von einer „Syndromfolge", die Betrachtungsweise ist „syndromgenetisch". Die syndromgenetische Betrachtungsweise, für die in der neueren Psychiatrie etwa auf den von Wieck (1962) eingeführten Begriff des „Durchgangssyndroms" bzw. der „Funktionspsychosen" oder auf den von Bleuler (1966) beschriebenen „akuten exogenen Reaktionstypus" zu verweisen ist, ist von der Betrachtungsweise in ursachespezifischen Krankheitseinheiten, die „nosologisch" genannt wird, zu unterscheiden.

Um diese (programmatischen) Hinweise etwas übersichtlicher zu machen, wollen wir sie einem graphischen Schema einordnen, das einen Überblick über alle möglichen Arten des Strukturverlustes erlaubt. Wir gehen dabei von dem von Bash (1955) und Witter (1967) verwandten Quadrantenschema aus. Als Parameter wählen wir neben der Art der Strukturabweichung – Störung der Differenzierung oder der Integrierung – den zeitlichen Verlauf der Störung, wobei die querschnittmäßig *akuten* Verläufe, als Störungen des *Erlebens*, die langfristig *chronischen* Verläufe als Störungen der *Persönlichkeit* zusammenzufassen sind (Abb. 2). Dieses Schema gleicht nur äußerlich den in Abb. 1 dargestellten Verhältnissen; in Wirklichkeit wird hier ein völlig andersartiger Sachverhalt zum Ausdruck gebracht.

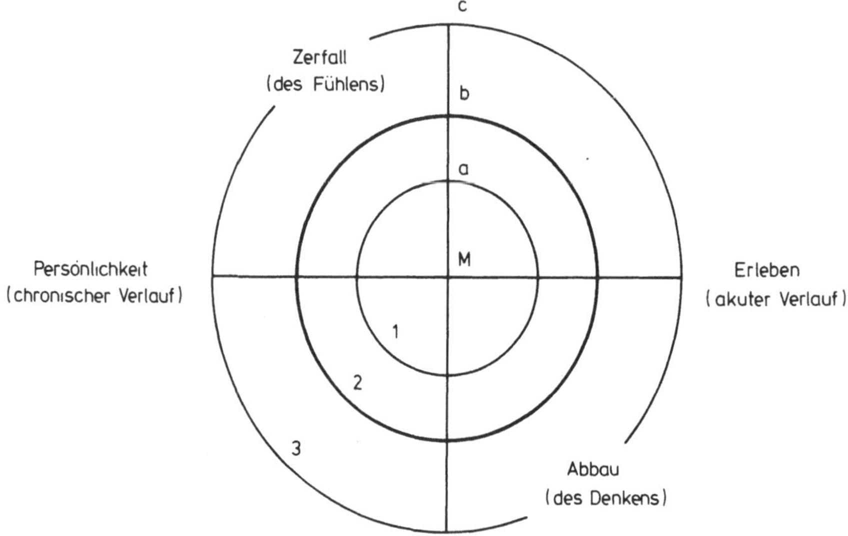

Abb. 2. Psychopathologisches Quadrantenschema, (*M* Idealnorm; *a–b–c:* Syndromstufen)

Im Mittelpunkt *(M)* steht nicht das Subjekt; *M* repräsentiert die Idealnorm. Der Kreis mit dem Durchmesser *(M–a)* umschließt die „normalen" Variationen der Strukturierungsleistungen; im Kreisausschnitt *(a–b)* liegen die partiellen Abnormitäten bei insgesamt noch erbrachten Strukturierungsleistungen, und im Kreisausschnitt *(b–c)* ist der Ort für die schweren Störungen mit vollständigem Verlust des Realitätsstatus und der Einheitlichkeit des Erlebens. Die Normabweichung nimmt also von innen nach außen zu und es ergeben sich bei dieser groben Übersicht drei Stufen:

1 Stufe der normalen Schwankungsbreite;
2 Stufe nichtkrankhafter Normabweichungen;
3 Stufe der krankhaften Normabweichungen.

Innerhalb dieses Schemas läßt sich allen in Wirklichkeit vorkommenden psychischen Störungen ein graphischer Ort bestimmen; z. B. gehört die Bewußtlosigkeit in den Bereich, in dem die horizontale Achse auf der Erlebensseite die äußere Kreislinie schneidet.

Die Kreisfläche unseres Schemas repräsentiert die Gesamtheit der möglichen Arten des psychischen Strukturverlusts, dessen Ausmaß am Abstand von der in den Mittelpunkt des Kreises *(M)* lokalisierten „Idealnorm" abzulesen ist. Darüberhinaus weist das Schema eine *horizontale* Achse auf, die zu einer Unterteilung der Arten des psychischen Strukturverlusts in zwei große Gruppen führt. Die als „Abbau" zusammengefaßten Störbilder der beiden Quadranten unterhalb der horizontalen Achse, bringen die Störungen des *differenzierenden* Strukturprinzips zum Ausdruck. Da sich dieses Prinzip auf das begriffliche, kognitive Erfassen der Gegenstandswelt erstreckt, erweist sich seine pathologische Abwandlung somit als Abbau des „Denkens".

Die als „Zerfall" zu bezeichnenden Störbilder, die im Schema über der horizontalen Achse eingetragen werden, beziehen sich auf die Störungen des *integrierenden* Strukturprinzips, das die „Öffnung" des Erlebens, die auf die Gegenstandswelt gerichtet ist, durch den – stabilisierenden – Zusammenschluß in einem durch allen Wechsel des Erlebens hindurch konstantbleibenden Subjekt erst ermöglicht. Dem integrierenden Strukturprinzip ist in diesem Sinne eine kohäsive Funktion zuzuschreiben, die im Erleben in der Evidenz der gleichbleibenden eigenen Identität *affektiven* Charakter hat. Der Bezug dessen, was erlebt wird, auf dieses konstante Subjekt besteht in der Bedeutung der wechselnden Erlebnisse für den Erlebenden. Diese affektive Bedeutungsentnahme nennen wir „Fühlen" und ihre – den stabilisierenden Zusammenschluß im Subjekt teilweise oder ganz rückgängig machende – Störung nennen wir somit Zerfall des Fühlens. Hierbei geht der Bedeutungsumfang des Begriffs „Fühlen" weit über dessen populäres Verständnis hinaus, das sich auf das „sinnliche" – sozusagen besonders heftige – Fühlen beschränkt. In unserem Zusammenhang betrifft es gerade die am höchsten differenzierten Gefühlsweisen, die das Befinden ausmachen, ohne ihrerseits Gegenstand der Aufmerksamkeit zu sein, wie dies etwa beim heftigen Zahnschmerz in drastischer Weise der Fall ist. Dieses differenzierte Fühlen liegt z. B. in jenem Evidenzgefühl der eigenen Identität vor, das unterhalb der Aufmerksamkeitsschwelle unser gesamtes Erleben in charakteristischer Weise begleitet.

Die *vertikale* Achse des Schemas unterteilt die beiden – strukturell unterschiedenen – Störbilder des Abbaues und des Zerfalls in je zwei Untergruppen und den Kreis in vier Quadranten, um damit die *akuten* Störungen des Erlebens – *rechte Kreishälfte* – von den *chronischen* Störungen der Persönlichkeit – *linke Kreishälfte* – graphisch abzugrenzen. Von praktischer Bedeutung ist hierbei, daß die Störungen des *Erlebens* reversibel sind, während diejenigen der *Persönlichkeit* – bei anhaltender Noxe – meist Dauerzustände zum Ausdruck bringen; hierbei handelt es sich allerdings um eine Feststellung, die keinesfalls zu verabsolutieren ist.

Mit der dreifachen Abstufung im Kreisinnern, durch die sich die mit *1*, *2* und *3* bezeichneten Kreisausschnitte ergeben, sollen die unterschiedlichen Schweregrade des Strukturverlusts berücksichtigt werden. Die besonders stark ausgezogene Kreislinie bei *b)* soll den *qualitativen* Sprung verdeutlichen, der mit einem Strukturverlust verbunden ist, der so ausgeprägt ist, daß er – auf die Gesamtheit der psychischen Struktur bezogen – nicht mehr innerhalb des Gefüges der systematischen Relationen kompensiert werden kann. Ein solcher qualitativer Sprung wird also dadurch charakterisiert, daß der abnorme Charakter des psychopathologischen Phänomens nicht mehr als ein *kontinuierliches* Hervorgehen aus der „normalen"Schwankungsbreite menschlichen Wesens zu verstehen ist. Es verweist vielmehr in seiner qualitativen Andersartigkeit auf eine Diskontinuität (vgl. S. 12), auf einen „Bruch" im finalen oder kausalen Zusammenhang des psychischen Seins.

2 Spezielle psychopathologische Erscheinungsbilder

Hinsichtlich der speziellen psychopathologischen Erscheinungsbilder erwarten wir eine Taxonomie, die sich dadurch von der nur beschreibenden Ordnung unterscheiden soll, daß sie *systematisch* ist. Wir benötigen deshalb andere Kriterien als solche nosologischer Art, die zwar von größter praktischer Bedeutung für die Psychiatrie, psychopathologisch aber ihrem Wesen nach indifferent sind. Die hier der Darstellung der speziellen psychopathologischen Erscheinungsbilder zugrundegelegte Systematik nimmt die Struktur des Bewußtseins zum maßgeblichen Kriterium. Da es nicht beliebig viele, sondern nur zwei psychische Strukturierungsprinzipien gibt, sind die Formen des Strukturmangels entsprechend auf zwei große Gruppen beschränkt.

Wird auf elementaristische Weise „Bewußtsein" im Sinne isolierter psychischer Funktionen verstanden, dann muß unklar bleiben, welchen Sinn es haben könnte, das Erleben – als Sammelbegriff für diese elementaristischen Funktionen – auf den Nenner zweier Strukturprinzipien, der Differenzierung und der Integration, bringen zu wollen und dazu noch deren komplementären Charakter zu betonen. Die Aufteilung des Bewußtseins in die – quasi autonomen – Bereiche des Rationalen, des Emotionalen und des Voluntativen, um einer geläufigen Darstellungsweise zu folgen, läßt ebenso völlig offen, mit welcher Berechtigung wir zwischen Denken und Fühlen denselben Unterschied machen wie zwischen Integration und Differenzierung.

Da dies auch der Standpunkt der traditionellen Psychiatrie ist, müssen wir mit solchen Einwänden rechnen, wenn wir vorschlagen, den Abbau des Denkens – als Entdifferenzierung – und den Zerfall des Fühlens – als Desintegration – zu Leitvorstellungen einer systematischen Psychopathologie zu machen. Vielleicht wird man es noch hingehen lassen, daß zwischen dem Begriff des Denkens und der Differenzierung die erwähnte Beziehung postuliert wird, weil der Ausdruck „differenziert" – im Unterschied zum Ausdruck „integriert" – gebräuchlich ist und es eine weit verbreitete Erfahrung gibt, wonach intelligente Menschen auch differenziert und differenzierte Menschen auch intelligent sind. Es gibt aber keine vergleichbare Entsprechung zwischen den Begriffen „Fühlen" und „Integration". Dies hat mehrere Gründe, z. T. hängt es damit zusammen, daß sich bereits der Begriff „Fühlen" nicht ausreichend scharf fassen läßt.

Nach dem allgemeinen Sprachgebrauch reicht dieser Begriff vom schmerzlichen Fühlen desjenigen, der nicht hören will, über eine Reihe mehr oder weniger heftiger Gefühlszustände – ohne sensorielle Komponente, aber mit somatischen Begleiterscheinungen, z. B. in Form von Pupillenerweiterung oder Schweißausbruch bei Angst – und über das Hunger-, Durstgefühl bis zur Verliebtheit und dem Mitgefühl oder einer andersartigen interessierten Anteilnahme, deren Subjektbezogenheit deutlich den ursprünglich starr egozentrischen Standpunkt des Erlebenden transzendiert. Diese Vielfalt erscheint auf den ersten Blick viel zu heterogen, um unter einem einzigen Gesichtspunkt zusammengefaßt zu werden: dem der Integration des Bewußtseins als einer spezifischen Strukturierungsleistung; vielmehr scheint diese Vielfalt die elementaristische Auffassung zu bestätigen, wonach die Psyche aus einer ganzen Anzahl unterschiedlicher Bestandteile zusammengesetzt ist.

Von einer ganzheitlichen Betrachtungsweise her fällt es dagegen nicht schwer nachzuvollziehen, daß das gleiche Erleben, das in der begrifflichen Öffnung auf die Gegenstandswelt als „Denken" zu bezeichnen ist, in der Konvergenz auf das erlebende Subjekt – formal gesehen – sehr gut auf den Begriff des „Fühlens" gebracht werden kann, gerade weil mit diesem Begriff üblicherweise die weiter oben erwähnte Vielfalt phänomenologischer Gegebenheiten berücksichtigt wird. Auf jedes der angeführten Beispiele trifft zu, daß darin die ganzheitliche Einstellung des Erlebenden auf das, was erlebt wird, zum Ausdruck kommt, je nach der spezifischen Bedeutung der Situation im engeren oder weiteren Sinn, wobei unter Bedeutung immer „Bedeutung für den Erlebenden" zu verstehen ist. Die subjektivistische Wendung, die das Erleben bei einer solchen Betrachtungsweise nimmt, ist sehr deutlich; man kann deshalb sagen, daß das Denken die „soziale" Dimension des Bewußtseins darstellt, wohingegen das „Fühlen" im weitesten Sinne die Dimension des Privaten repräsentiert.

Während das Denken in seiner Begrifflichkeit zu allgemeingültigen Resultaten führt, sind diese „Bedeutungen" immer in dem Sinn singulär, daß sie nur für den Erlebenden selbst aktuell sind: als Zahnschmerz, Angst im Dunkeln oder Spaß beim Plantschen im Wasser. Der Wertmaßstab, der all diesen „affektiven Bedeutungsentnahmen" zugrunde liegt, ist immer unmittelbar auf das Subjekt bezogen und für andere nur mittelbar zu erfassen. Dabei handelt es sich nicht nur deshalb um eine ganzheitliche Einstellung, weil dieses Fühlen in einem absolutistischen Sinn für den Erlebenden in seiner Totalität gilt: Angst hat man immer ungeteilt, und verliebt ist man bekanntlich „bis über beide Ohren"; die Charakterisierung des Fühlens als ganzheitlich rechtfertigt sich auch – und besonders – im Hinblick darauf, daß die Leistung, die dabei vollbracht wird, die ungeteilte Tätigkeit des Erlebenden voraussetzt: ist der kognitive Gehalt eines Erlebens z. B. die Erkenntnis einer ausweglosen Situation, dann ist die aus der Realisierung der Lebensgefahr resultierende Angst keine Reaktion auf die Erkenntnis, kein zweiter Schritt, sondern der direkte Ausdruck dieser Erkenntnis, die bedeutungsmäßige Seite dieses Erlebens. Es handelt sich für den Erlebenden um ein und denselben Bewußtseinsakt, den wir hier einmal in der Perspektive auf das Objekt und einmal in der Perspektive auf das Subjekt analysiert haben; die objektive Analyse nennen wir „kognitiv", die subjektive Analyse nennen wir „affektiv".

Dies ist aus naheliegenden Gründen leichter einzusehen, wenn wir von Beispielen eines insgesamt nur wenig strukturierten Erlebens ausgehen. Die jeweilige Erlebensqualität wird ja bei relativ niedriger Integrierung/Differenzierung gewissermaßen vergröbert und dadurch leichter erfaßbar hervortreten. Ein solches Beispiel stellt die Kurzschlußreaktion dar, die aus der Situation einer – wie es heißt – „affektiven Bewußtseinseinengung" heraus erfolgt (vgl. S. 32 ff.). Dabei ist es nicht schwer zu erkennen, daß die Auslösesituation tatsächlich nur eine einzige Bedeutung behalten hat: Haß, Wut, Angst oder Schreck, vielleicht auch eine Mischung aus diesen Gefühlen, die mit einem ambivalenten Verhalten verbunden ist; in jedem Fall ist der Erlebende aber davon ganz ausgefüllt. Er kann nichts anderes denken als nur den Gegenstand dieses intensiven Fühlens, er ist gewissermaßen daran gefesselt. Beim Symbolerleben ist die kognitiv/affektive Amalgamierung derart, daß eine überzeugende Auftrennung gar nicht mehr gelingt.

Handelt es sich um ein höher differenziertes und entsprechend höher integriertes Erleben, wird i. allg. nicht mehr von einer *affektiven* Bedeutungsentnahme gesprochen und auch nicht mehr von Fühlen, obwohl es sich – struktural gesehen – um genau den gleichen Erlebensvorgang wie bei den angeführten Beispielen einfacher Art handelt. Die „interessierte" Anteilnahme, die Voraussetzung für die Lösung einer komplizierten mathematischen Aufgabe ist, kann demnach nur aus jener kohäsiv vereinheitlichenden Funktion der Erlebensintegration im Zusammenwirken mit der differenzierenden Bewußtseinsleistung verstanden werden. Die Tatsache, daß im allgemeinen Sprachgebrauch der Begriff „Fühlen" sehr viel enger ist, soll uns nicht daran hindern, der strukturalen Gleichartigkeit der gemeinten Bewußtseinsleistung auf den unterschiedlichen Strukturierungsstufen mit ein und demselben Ausdruck Rechnung zu tragen. Wir verwenden daher den Ausdruck „Fühlen" übereinstimmend bei niedrig und hoch differenziertem/integriertem Erleben, genauso, wie wir in beiden Fällen durchgehend von „Denken" als der Bewußtseinsleistung sprechen, die auf die Gegenstandswelt gerichtet ist.

Damit entfällt auch jeder Grund für einen „Rangunterschied" zwischen den verschiedenen „Bewußtseinsleistungen"; ein solcher Rangunterschied wird – oft stillschweigend – vorausgessetzt, wenn das „Denken" als die höhere und das „Fühlen" als die niedrigere Erlebensweise angesehen wird, wobei die neuroanatomische Analogie darin besteht, daß dem Denken die effektiv höhere Hirnrinde, dem Fühlen hingegen das – tiefere – Stammhirn als Ursprungsort zugeordnet wird. Den in der Tat bestehenden Unterschied zwischen Denken und Fühlen leiten wir aus der unterschiedlichen Zugehörigkeit dieser Erlebensqualitäten zu den beiden gegenläufigen Strukturierungsprinzipien her, die zusammen – völlig gleichberechtigt – das Bewußtsein als unseren Ausgangspunkt *formal* definieren. Wir gehen davon aus, daß die genannten Strukturierungsprinzipien durchgängig das *ganze*, ontogenetisch frühe und späte Erleben umfassen, daß sie für höher und weniger hoch strukturiertes Erleben gleichermaßen gelten: einmal – in der „Gegenstandsseite" des Bewußtseins – als die Modalität der begrifflichen Auflösung des Seienden, das anderemal – im Subjekt des Erlebens – als jene kohäsive Modalität, die dieser dispersiven Tendenz der Begriffe entgegenwirkt, indem sie das Erleben vereinheitlicht und dadurch im Subjekt stabilisiert. Bildlich ausgedrückt ist das „Fühlen" die Kraft, die das Erleben im Innersten zusammenhält, ist die Basis aller „Bindungen".

Da somit das – begrifflich auflösende – Denken in Wahrheit nie allein für sich vorkommt, sondern stets nur als die eine Seite des Erlebens, dessen andere Seite das „Fühlen" ist, verstehen wir auch, warum es keine „künstliche Intelligenz" geben kann, wenn unter Intelligenz das verstanden wird, was wir vom Bewußtsein her kennen. Die Leistung eines Computers ist nur in Analogie „intelligent" zu nennen; der artifiziellen Intelligenz des Computers fehlt grundsätzlich der Rückbezug auf ein Subjekt, durch den diese Leistung eine – wie auch immer geartete – Bedeutung erhält. In seiner serienweisen Wiederholung gleichartiger Schritte „differenziert" der Computer nur; sein „Erleben" besteht nur in einem immer weiter getriebenen „Öffnen". Da es in keinem Subjekt „abgeschlossen" wird, hat der Computer auch keine persönliche Geschichte; alle etwaigen „Bedeutungen" ergeben sich erst infolge einer – über die Maschine hinausreichenden – Verlängerung des Vorgangs in ein wirkliches Bewußtsein, wie es im Erleben desjenigen, der den Computer konstruiert hat, und desjenigen, der ihn gerade bedient, gegeben ist. So ist es ausgeschlossen, sich einen Computer vorzustellen, der ein „persönliches" Interesse an seiner Leistung hätte; dies würde ihn für die Zwecke, zu denen er hergestellt wird, unbrauchbar machen. Interesse ist aber – wie gesagt – selbst bei unseren abstraktesten Denkoperationen eine Conditio sine qua non, und so unterscheidet sich die künstliche Intelligenz des Computers von der wirklichen Intelligenz wie ein mechanisches von einem lebendigen Bein.

Die vorstehenden Überlegungen haben einige praktische Konsequenzen, die im Hinblick auf bestimmte Denkgewohnheiten möglicherweise überraschen und die deshalb – am Schluß dieser allgemeinen Vorbemerkungen – kurz zusammengefaßt werden sollen. Denken und Fühlen sind keine isolierten Leistungen des Gehirns, die man umschriebenen Gehirnbereichen zuordnen und in eine gewisse Hierarchie bringen könnte. Sie stellen struktural gesehen *ganzheitliche* Bewußtseinsleistungen dar, die zueinander in einem komplementären Verhältnis stehen, sich gegenseitig bedingen. Daher kann es auch keine isolierten Ausfälle nur des einen oder nur des anderen geben: der Ausfall des einen Strukturprinzips hat sekundär immer eine Störung des komplementären Strukturprinzips zur Folge.

Die Taxonomie der psychopathologischen Störbilder, um deren Begründung es hier geht, beruht überdies auf der Unterscheidung zwischen *akuten* und *chronischen* Störungen. Diese Unterscheidung ist nicht so klar wie die Unterscheidung nach strukturalen Gesichtspunkten durchzuführen, weil eine alternative Entscheidung insoweit oft nicht möglich ist, im Einzelfall Übergänge in Betracht kommen. Trotzdem ist die Zuordnung auch hinsichtlich der zeitlichen Verlaufsformen alles in allem ausreichend begründbar und plausibel, und das gleiche gilt – cum grano salis – auch hinsichtlich der Einteilung nach dem Schweregrad des Störbildes. Insgesamt wird eine Ordnung für die psychopathologischen Phänomene erreicht, von der wir hoffen, daß sie übersichtlich ist; ihre innere Logik garantiert die vollständige Erfassung aller überhaupt vorkommenden psychopathologischen Störbilder.

2.1 Psychopathologische Störbilder des Differenzierungsmangels

Wir haben bereits gesehen, daß die *Differenzierung* als strukturierende Bewußtseinsfunktion *kognitiven* Charakter hat; sie ist – dispersiv – auf die Gegenstandswelt gerichtet. Diese Gegenstandswelt ist dem ursprünglichen (primitiven) Erleben zunächst in einer sozusagen agglutinativen, komplexhaft-globalen Weise gegeben, auf der ihre im Symbol manifest werdende Unbestimmtheit und Vieldeutigkeit beruhen. Infolge fortschreitender Differenzierung tritt aus dieser primitiven – potentiell alles enthaltenden – Komplexität des unentwickelten Erlebens der darin angelegte Konturenreichtum als „Gegenstände", Objekte, explikativ hervor. Wenn wir – gestaltpsychologisch – von „Figur" und „Hintergrund" sprechen und diese einleuchtenden Begriffe für unsere Darstellung benutzen, dann ist folglich zu beachten, daß der „Hintergrund" der jeweiligen aktuellen Erlebensfigur und der „Hintergrund" der ontogenetischen Entwicklung nicht identisch sind; der ursprüngliche Hintergrund hat im Verlauf der Entwicklung eine Differenzierung erfahren, die im Erleben den Kontrast mit immer „feiner" werdenden Figuren erlaubt.

Das, was von dem ursprünglichen – komplexqualitativ außerordentlich „dichten" – Hintergrund der Entwicklung auch noch das gegenwärtige Erleben beeinflußt, tut dies unter Ausklammerung der Differenzierung. In diesem Sinne und in dem Umfang, in dem dies geschieht, ist „Abbau" eine Reversion der Entwicklung. Das auf der Differenzierung beruhende Begriffssystem stellt in seiner ontogenetischen Entwicklungsspanne gewissermaßen das „Medium" dar, in dem diese Bewegung vom Allgemeinen zum Besonderen vor sicht geht. Die „Bewegung" selbst erscheint – im Längsschnitt der Persönlichkeitsentwicklung - als Aufbau der Intelligenz und querschnittmäßig – im Erleben – als Denken im weitesten Sinn. Diese Fassung des Begriffs „Denken" berücksichtigt nicht die übliche Unterscheidung von Denken und – sinnlichem – Wahrnehmen; sie kommt in etwa mit dem Begriff „Erkennen" zur Deckung. Überhaupt wird bei dieser Darstellung hinsichtlich der seelischen Grundfunktionen die Zweiteilung zugrundegelegt, die sich aus dem strukturalen Doppelaspekt der zentrifugal dispersiven und zentripetal kohäsiven Erlebensfunktion ergibt. Hierbei sprechen wir einerseits, wenn die Differenzierung gemeint ist, von Denken und andererseits, wenn die Integrierung gemeint ist, von Fühlen. Gleichbedeutend kann auch von einem – gegenläufigen – „Öffnen" und „Schließen" des Erlebenskreises ausgegangen werden. Immer ist jedoch zu bedenken, daß es sich dabei – in der fundamentalen Einheit des Bewußtseins – lediglich um zwei Aspekte ein und derselben psychischen Gegebenheit handelt.

Wir haben uns – S. 15ff. – gegen eine essentialistische Deutung der Psyche gewandt und ausgeführt, daß Persönlichkeit nicht als Substanz eines Werdens, sondern als Aktualität eines (Bewußt-)Seins zu begreifen ist. In diesem Zusammenhang war klarzustellen, daß Bewußtsein nicht Bestandteil der Persönlichkeit ist; vielmehr ist Persönlichkeit Bestandteil des Bewußtseins, das daneben in seinem Wirklichkeitscharakter den an keiner Stelle unterbrochenen Kausalnexus des Gegenständlichen enthält, der nie das Ganze ist, sondern – neben dem Persönlichkeitsanteil des Bewußtseins – nur dessen eine Seite. Dieses Verständnis der Gegenstandswelt erklärt, warum wir überhaupt etwas von ihr wissen können und in welchem Umfang dies der Fall ist. Wir wissen soviel von ihr, wie zu irgendeinem Zeitpunkt im Erleben als Subjekt-Objekt-Beziehung aktuell geworden ist. Das Erleben stellt somit – in der Einheit des Bewußtseins – die Verbindung zwischen Persönlichkeit und Gegenstandswelt her, und wir können sagen, daß das Sein der Persönlichkeit das Werden als die Geschichte seines Erlebens enthält. Das Werden ist ihr dynamischer Inhalt, das Sein ihre im Erleben manifest werdende Form.

Demgemäß verstehen wir unter „Intelligenz" keineswegs die – möglicherweise in Gramm Gehirngewicht anzugebende – materielle oder sonstwie substantielle Grundlage des Denkens, sondern den Formanteil des Bewußtseins, der das Erleben in seinem auf die Gegenstandswelt gerichteten begrifflichen Auflösungsvermögen oder als „geistige Beweglichkeit" charakterisiert, wobei es keinen wesentlichen Unterschied macht, ob es um sinnliche Erfahrung oder um den retroaktiven gedächtnismäßigen Zugriff geht. Was das „Denken" als den der Differenzierung entsprechenden Aspekt des Erlebens betrifft, zielen die Bestimmungen „potentiell" und „aktuell" auf den Unterschied zwischen Subjekt und Objekt, der darin besteht, daß das Objekt – als Ausschnitt der Gegenstandswelt – meist nur potentiell (unbewußt) und nur in dem Ausnahmefall, daß es die Aufmerksamkeit auf sich zieht, aktuell ist, während das Subjekt sich durch ständige Aktualität auszeichnet (vgl. S. 18). Im Hinblick auf das Denken spielen daher Aufmerksamkeit (Konzentration) und Offenheit für neue Erlebensbezüge eine herausragende Rolle.

2.1.1 Abbau des Denkens als akute Differenzierungsstörung

Wir beginnen die strukturale Darstellung der in der Psychiatrie vorkommenden psychopathologischen Störbilder mit denjenigen Störungen, die der Konstruktion unseres graphischen Schemas (Abb. 3) zufolge dessen unterem, rechten Quadranten zuzuordnen sind.

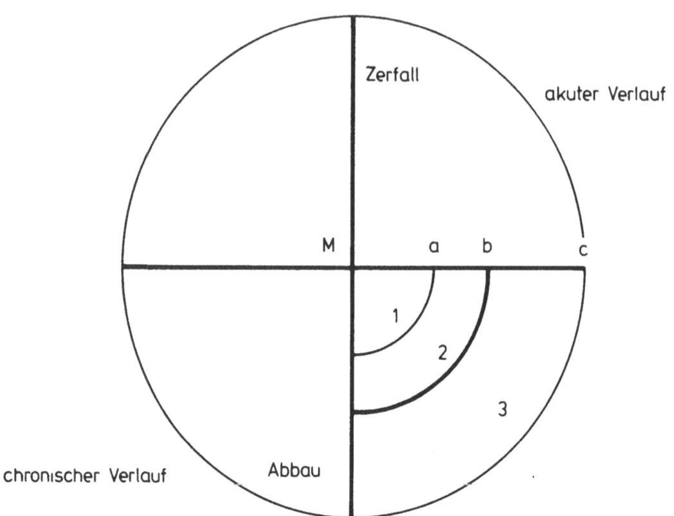

Abb. 3. Schema des Erlebensabbaues. [*M* und *a–b–c* wie Abb. 2; Stufe des „normalen" Erlebensabbaues (Hans-guck-in-die-Luft-Phänomen), *2* Stufe des quantitativ abnormen Erlebensabbaues (Primitivreaktionen – Kurzschlußhandlungen), *3* Stufe des qualitativ abnormen Erlebensabbaues (Affektdämmerzustände)]

Die Störungen, die hier einzuordnen sind, kommen kurzfristig zustande und bilden sich – mit dem Aufhören der sie bewirkenden Ursache – auch wieder kurzfristig zurück; es handelt sich um Erlebens- und nicht um Persönlichkeitsstörungen. Ihrer Art nach betreffen sie die Erlebensfunktion, die als „Denken" oder „Erkennen" ein möglichst feines Erfassen des objektiv in der Situation Gegebenen leisten soll. Die Störung dieser Funktion, die wir als „Abbau" bezeichnen, stellt – wir wir bereits erfahren haben – eine Reversion der sich in der ontogenetischen Entwicklung vollziehenden Auflockerung und Durchgliederung jenes am Anfang sehr dichten und komplexen „Hintergrundes" dar, von dem die Gestaltpsychologen sprechen. Mit der abbaubedingten Reversion der zeitlichen und räumlichen Durchgliederung und der Rückkehr zu einer höchst globalen, „agglutinativen" Erlebensweise ist daher auch eine Art und Weise der affektiven Bedeutungsentnahme verbunden, die dem Fühlen auf frühen Entwicklungsstufen entspricht. Obwohl also dem abbaubedingten Hervortreten von Erlebensweisen, die mehr oder weniger die zeitliche und räumliche Strukturierung verloren haben, auch eine primitive Form des Fühlens eigentümlich ist, die den Beobachter regelmäßig besonders beeindruckt, handelt es sich dennoch bei der Störung primär um einen Verlust *kognitiver* Fähigkeiten.

Daß wir es primär mit einer *Entdifferenzierung* und nicht wie beim Erlebenszerfall (vgl. S. 73) mit einer Störung des integrativen Strukturprinzips zu tun haben, erklärt die grundsätzliche Verständlichkeit der hier abzuhandelnden „Primitivreaktionen": die abbaubedingte Primitivierung der Einstellung des Erlebenden auf eine bestimmte Situation erfolgt aus Gründen, die ebenso wie die Gegenstandswelt, auf die sie sich beziehen, allen in gleicher Weise zugänglich ist. Die Entdifferenzierung stellt eine – auf die Form des Erlebens bezogen – *äußere* Störung dar, wohingegen der sozusagen endogene Charakter der den subjektiven Erlebenspol betreffenden Desintegration nicht in dieser Weise allgemein zugänglich ist und daher grundsätzlich auch nicht „verstanden" werden kann.

Die Heftigkeit des Fühlens bei den meisten Primitivreaktionen – es gibt allerdings auch „affektschwache" Kurzschlußreaktionen – ändert nichts daran, daß eine *kognitive* Störung die eigentliche Ursache des psychopathologischen Phänomens ist. Sie bezieht sich auf Veränderungen im – formalen – Außenraum des Erlebens, die für den Erlebenden in ganz besonderer Weise bedeutungsvoll sind. Wenn davon ausgegangen wird, daß normalerweise zwischen dem subjektiven und objektiven Erlebenspol – zwischen dem „Außen" und „Innen" des Erlebens – eine Art von Gleichgewicht besteht, hat sich nun das Gewicht plötzlich ganz nach „außen" verlagert und das Subjekt wird in der entstehenden Angst, in Schreck oder Wut aufgesogen, als hätte es nie eine Persönlichkeit mit eigenem Gewicht gehabt. Zeit und Raum haben dann aufgehört, das Erleben zu strukturieren; nur die Aktualität, das unmittelbare Hier und Jetzt der Situation zählt.

Dieses Phänomen existiert bekanntlich in zahllosen Abstufungen; der Knabe, der besonders „affektträchtigen" Gedanken nachhängt und dabei in einen Bach fällt oder gegen einen Baum rennt, liefert ein populäres Beispiel für die Folgen, die eine auf mangelhafter Durchgliederung des Erlebens beruhende, „falsche" Gewichtsverteilung auf der praktischen Ebene haben kann. Dieses „Hans-guck-in-die-Luft-Phänomen" ist weit verbreitet und als Abbauerscheinung ohne pathologische Bedeutung; in unserem graphischen Schema gehört es in den mit 1 bezeichneten Kreisausschnitt. Übrigens würde es einem freundlichen Passanten, der sieht, wie Hans geradewegs auf den Bachrand zuschreitet, nicht schwer fallen, das Unglück zu verhindern, indem er den Jungen durch einen warnenden Zuruf auf die Gefahr aufmerksam macht. Hans würde sich erschrocken umschauen, und der Gedanke an die schlechte Note bei der Klassenarbeit wäre augenblicklich in weiter Ferne: die Disponibilität der begrifflichen Durchgliederung ist sofort wieder herzustellen. Dazu ist noch nicht einmal eine willensmäßige Anstrengung erforderlich.

In anderen Fällen ist die „affektive Attraktion" eines bestimmten Gegenstands des Erlebens so stark, daß die Aufmerksamkeit wie an das Objekt gebunden erscheint und warnende Zurufe das Ohr eines solchen Menschen nur noch schwer erreichen. Der Erlebende ist dann nicht nur in seine Gedanken vertieft, er wird als Subjekt von dem Erlebensgegenstand, auf den die Welt geschrumpft ist, in Bann gezogen. Es ist nun nicht mehr so leicht möglich, aus dem „hoch geladenen" affektiven Komplex in die Freiheit der Erlebensvielfalt aufzutauchen und weiterzuschreiten, als wäre nichts gewesen. Die „Aktualisierungsschwelle" für potentielle Erlebensgegenstände hat sich beträchtlich erhöht – ein anderer Ausdruck für das nun bereits beträchtliche Ausmaß, das die Reversion der differenzierenden Entwicklung in der Aktualität des Erlebens erreicht hat. Unter normalen Umständen wird diese weitergehende Erlebensveränderung natürlich nicht durch Erlebensgegenstände wie eine mißlungene Klassenarbeit bewirkt, zu ihrem Auftreten bedarf es wichtigerer Anlässe, von denen mehrere zusammenkommen können.

Schreitet der Erlebensabbau weiter fort, dann erreicht auch der aus nächster Nähe abgegebene Warnruf das Ohr nicht mehr. Will man den Betroffenen vor etwas Schlimmem bewahren, muß man ihn – ganz konkret – mit den Händen zurückhalten. Die Gewichtsverlagerung von der Subjekt- auf die Objektseite des Erlebens hat sich soweit verstärkt, daß der eigene Standpunkt nicht mehr relativiert wird. Die Ausblendung des Subjekts, das nun nur noch als unbedeutende Verlängerung eines hypertrophierten Erlebenskomplexes erscheint, ist an der Rücksichtslosigkeit zu erkennen, mit der in der alles bestimmenden Situation fremde und eigene Interessen mißachtet werden. So, als wolle hier einer mit dem Kopf durch die Wand, konzentriert sich das Bestreben darauf, sich der Handlungsanweisungen, die der gerade wirksame Gefühlskomplex enthält, so schnell wie möglich zu entledigen: fortzurennen oder anzugreifen.

Daß dieses Handeln eine „Reaktion" genannt wird, beruht auf der Vorstellung einer motivational-psychologischen Beantwortung auslösender Erlebnisreize, als welche dieses Handeln verstanden wird. Dies stellt etwas ganz anderes dar als das Reagieren der Nervenzellen auf bestimmte toxische Substanzen, auf das Bezug genommen wird, wenn in der Psychiatrie von „exogenen Reaktionstypen" (vgl. S. 75) die Rede ist. Der Ausdruck „Primitivreaktion" als Oberbegriff für Explosivreaktionen und Kurzschlußhandlungen geht auf Kretschmer (1963) zurück, für den die abbaubedingte Primitivierung des Erlebens die Rückkehr zu einem primitiven Entwicklungsstadium darstellt, wie es normalerweise Tiere und auch „primitive" Völker erreichen. Dieser Vergleich erscheint wenig glücklich, weil Tiere gewöhnlich in einem recht stabilen Gleichgewichtszustand – was die subjektiven und objektiven Strukturierungsleistungen betrifft – leben. Wir verwenden diesen weit verbreiteten Ausdruck in einem anderen Sinne und sehen nicht die – regelmäßig sehr eindrucksvolle – Veränderung des Fühlens, sondern den momentanen Abbau kognitiver Funktionen als das wirksame, diese Gleichgewichtsstörung herbeiführende Störprinzip an. Das ganze Ausmaß der Entdifferenzierung des Erlebens wird daran deutlich, daß von dem normalen Reichtum an Handlungsanweisungen strukturierter Gefühlszustände, bezüglich derer von der „Intentionalität" des Fühlens gesprochen wird, nur die Alternative Flucht oder Angriff, Vermeidungs- und Appetenzverhalten in krasser Form übrigbleibt. Je nachdem, ob die Richtung nach vorn oder hinten eingeschlagen wird, ob Wut oder Angst die Triebfeder des Handelns ist, werden die Primitivreaktionen auch in solche „sthenischer" oder „asthenischer" Art unterschieden.

Es gehört nicht in den strukturalen Zusammenhang dieser Darstellung, ist aber von großem praktischen Interesse, was sich zu der – sehr einfachen – Thematik dieser sthenischen oder asthenischen Primitivreaktionen sagen läßt. Dazu wurde bereits bemerkt, daß die Primitivreaktionen als Ergebnis des Erlebensabbaues – im Gegensatz zum Erlebenszerfall – allgemein verständlich sind. Die Thematik ist allgemein menschlich, entspringt „der Psychologie des menschlichen Herzens" und enthält – weiter nach Kretschmer – „Liebe" und „Tod" als Schwerpunkte. Daher fällt es auch dem nicht besonders Geübten in der Regel nicht schwer, den meist sehr primitiven psychologischen Zusammenhang zu bemerken, zu billigen oder zu mißbilligen, ihn jedenfalls verstehend nachzuvollziehen; Anschauungsunterricht hierzu gibt jede zweite Verhandlung bei Strafsachen. Näheres Zusehen kann allerdings das Verständnis erschweren, die intime Kenntnis eines Menschen das Verständnis geradezu blockieren. Daß ein differenzierter Mensch in einer bestimmten Situation überraschend die Fassung verliert, daß er das Aufgesogenwerden seiner Persönlichkeit in einem heftigen Affekt zuläßt, ist unter Umständen nicht nur von der angetroffenen Situation in ihrer psychologischen Eigenart her zu verstehen, sondern umfassender determiniert. Das Gegengewicht der differenzierten Persönlichkeit kann in seiner Bedeutung dadurch relativiert werden, daß eine gerade überstandene Krankheit die Belastbarkeit des Betreffenden geschwächt hat. Die gleiche Wirkung können auch psychologische Faktoren wie chronischer Ärger, Kummer u. ä. haben, und schließlich kann der Erlebensabbau durch primär bereits entdifferenzierende Einflüsse verstärkt werden, wobei bekanntlich der Alkohol von herausragender Bedeutung ist.

Ohne den Ausdruck „Primitivreaktion" zu verwenden, hat Schneider (1962) in diesem Zusammenhang die überragende Bedeutung *„biologischer"* Verhaltensdispositionen, die er – wohl in Anlehnung an die gestaltpsychologische Terminologie – den „Untergrund" menschlichen Handelns nannte, hervorgehoben. Er sagte dazu, daß der „Untergrund" selbst nicht erlebbar ist; seine Wirksamkeit ist *kausal*, nicht motivational. Die Flasche Wein, die der Täter getrunken hatte, war nicht der Beweggrund für den tödlichen Axthieb; der Alkoholeinfluß war aber eine Mitursache dafür, daß eventuelle Bedenken gegen eine solche Handlungsweise bei dem Betreffenden vorübergehend ausgeräumt waren. Das Außerbewußte als der „Ort", den Schneider dem Begriff des Unbewußten angewiesen hat, ist nur negativ zu bestimmen: es ist „weder einfach als somatisch zu postulieren noch motivdynamisch zu psychologisieren"; nicht nur der „Untergrund", auch das „Außerbewußte" sind Grenzbegriffe, die man – nach Schneider – am besten auf sich beruhen läßt.

So wichtig diese sekundären – biologischen oder psychologischen – Handlungsdispositionen auch immer sind – insbesondere, wenn psychologisch eine spezifische *thematische* Sensibilisierung des Erlebenden für ein bestimmtes Erlebnis vorbesteht, so steht doch außer Frage, daß die in der Persönlichkeitstruktur einerseits und in der Gegenstandswelt andererseits gegebene Gewichtsverteilung in ihrer situativen Akzentuierung den Ausschlag geben. Was die Bewußtseinsstruktur auf der Subjektseite betrifft, versteht sich im gegebenen Zusammenhang die große Bedeutung des Lebensalters von selbst; dem Kind fehlen differenzierte Persönlichkeitsstrukturen noch weitgehend, dem alten Menschen sind sie – mehr oder weniger ausgeprägt – wieder abhanden gekommen. Kinder und alte Menschen lassen sich daher besonders leicht von der affektiven Bedeutung gegenständlicher Zusammenhänge „aufsaugen" (vgl. den oben erwähnten „Hans-guck-in-die-Luft").

Grundsätzlich ist es so, daß jeder Mensch in eine Situation kommen kann, in der er kurzschlüssig reagiert; die Menschen unterscheiden sich aber voneinander in dem Ausmaß, in dem sie situative Belastungen zu ertragen, dem Abbau ihres Erlebens Widerstand entgegenzusetzen vermögen. Es gibt Situationen, deren dekompensierender Einfluß so stark ist, daß er sich bei nahezu allen Menschen gleichmäßig auswirkt. In einem solchen Fall kommt es nicht mehr darauf an, wie strukturiert die Persönlichkeit – auf der Subjektseite des Erlebens – ist, und auch der „Untergrund" oder eine etwaige Sensibilisierung spielen dann keine Rolle mehr; das ausgelöste Verhalten ist in dem Sinne „persönlichkeitsfremd", daß es von *allen* beteiligten Personen an den Tag gelegt wird, gleichgültig wie sie als Persönlichkeit geartet sind. Bricht z. B. in einer gut besuchten Diskothek oder während einer Filmvorführung ein Brand aus, sinkt ein Vergnügungsdampfer oder wird sonstwie eine Panik ausgelöst, verhalten sich alle davon betroffenen Menschen i. allg. gleich. Wer sich in einer solchen Situation anders verhielte, müßte stark betrunken oder – wie der auf der Kommandobrücke ausharrende Kapitän – fest mit seiner Rolle identifiziert bzw. an derartige Situationen gewöhnt sein, um nicht in die alle andern erfassende Bewegung, sich um jeden Preis zu retten, miteinbezogen zu werden.

Für die struktural bedeutsame Phänomenologie des in Primitivreaktionen zum Ausdruck kommenden Erlebensabbaues ist die Feststellung wichtig, daß dabei das Erleben in dem erläuterten Sinne die übliche Ausgewogenheit verliert, „einseitig" wird. Die Persönlichkeit als Gegengewicht zu einer differenziert ausgefalteten, in feiner Durchgliederung disponiblen Gegenstandswelt, existiert nicht mehr. Statt dessen wird das Erleben von einem singulären Subjekt-Objekt-Bezug beherrscht, bei dem die Persönlichkeit – wie gesagt wurde – unbedeutend geworden ist und nur noch als „Verlängerung" einem in seiner affektiven Bedeutung hypertrophierten Objekt aufsitzt. Indem dieser eine – alles beherrschende – Subjekt-Objekt-Bezug alle verfügbare Energie auf sich zieht, wird verhindert, daß sich die Aufmerksamkeit in anderen Subjekt-Objekt-Relationen ausgliedert. Die Energieabfuhr erfolgt unter dem nivellierenden Einfluß dieser „affektiven Bewußtseinseinengung" auf alternative Weise, schnell und meist sehr heftig. Kretschmer (1963) nannte dies die „Ventilfunktion" solcher Affektausbrüche und Kurzschlußhandlungen.

Bezeichnungen wie die der „Kurzschlußhandlung" kommen gewöhnlich nicht dadurch zustande, daß der darin enthaltene Vergleich auf sämtliche begrifflichen Implikationen „abgeklopft" wird; sie setzen sich im Hinblick auf ihren – rasch zu erfassenden – bildhaften Erklärungswert durch, auch wenn die damit hervorgehobenen Übereinstimmungen nur oberflächlicher Art sind. Bei dem Begriff der Kurzschlußhandlung, der in die allgemeinen Wörterbücher der deutschen Sprache Eingang gefunden hat, ist dies in exemplarischer Weise der Fall. Kretschmer (1963) bezog sich dabei ausdrücklich auf die Vorstellung, daß ein heftiger affektiver Impuls unter Umgehung der „Gesamtpersönlichkeit" *unmittelbar* d. .h. kurzschlußartig zur Entladung kommt. Die Beobachtung des kurzschlußartigen Verhaltens legt in der Tat den Gedanken an den Kurzschluß in der elektrischen Leitung nahe, bei dem irgendwelche Funktionsstrukturen, die als elektrischer Widerstand wirken, vom elektrischen Strom – Impuls – umgangen werden. Diese Vorstellung – auf das struktural verstandene Bewußtsein übertragen – erlaubt es, noch einmal die *dualistische* Herkunft des ihr zugrunde liegenden Denkens und den im Oberflächlichen steckenbleibenden Erklärungswert seiner Analogien zu verdeutlichen. Für Kretschmer ist der Affekt, das Fühlen, ein Energieimpuls wie der elektrische Strom, der in isolierten Bahnen verläuft, um an seinem Zielpunkt die korrespondierende Funktionsstruktur in Gang zu setzen. Dabei wird er von der übergeordneten Persönlichkeit kontrolliert, sofern er nicht – wie beim Kurzschluß – die Isolierung durchschlägt und sich dadurch der Kontrolle durch die derweil müßiggehende Persönlichkeit entzieht. Der Gegensatz zu der Vorstellung einer Persönlichkeit, die beim Erlebensabbau von der hypertrophierten Bedeutung der auf einen einzigen Gegenstand geschrumpften Gegenstandswelt quasi aufgesogen wird, ist sehr deutlich. Diese – monistische – Vorstellung ist struktural; für sie ist das Fühlen nicht impulsartig und an isolierte Leitungen gebunden einer Energie vergleichbar, die eine Maschine am Laufen hält, sondern die eine von zwei Ausdrucksformen, in denen das Bewußtsein ist.

Tatsächlich ist die Annahme einer Aufspaltung des kurzschlüssig Handelnden in einen Mechanismus, der von einem Affektimpuls angetrieben wird, und eine derweil müßiggehende Persönlichkeit auf keine denkbare Weise zu verifizieren. Anders als bei der Desintegration treten beim Erlebensabbau auch keine Spaltungsphänomene, sondern – im Gegenteil – die Phänomene einer ganz besonders akzentuierten Kohäsion des Erlebens in Erscheinung, durch welche die Ausgliederung neuer Figuren aus dem potentiellen Erlebensfeld verhindert, der Erlebende in einem einzigen Subjekt-Objekt-Bezug festgehalten wird; es wird alles auf eine Karte gesetzt – u. U. das eigene Leben – wie bei dem jungen Kaufmann, den Kretschmer (1963) erwähnt, der von seinem Vater wegen eines homosexuellen Lebenswandels zurechtgewiesen worden war. „In sofortigem Ärger" legte er auf dem Speicher des Elternhauses Feuer, setzte sich aufs Dach, um „in weiblichem Falsett Opernarien singend" sein Leben zu beenden.

Derartige Kurzschlußhandlungen sind in unserem Schema (Abb. 3) in den mit *2* bezeichneten Kreisausschnitt einzutragen. Die damit verbundene Störung des Erlebens ist so geartet, daß es sehr massiver Einflußnahmen bedarf, um von dem Erlebenden doch noch eine adäquate Anpassungsleistung zu erhalten. Auf der 3. Stufe des Schemas wird diese Leistung überhaupt nicht mehr erbracht; diese äußerste Form des Erlebensabbaues unterscheidet sich qualitativ von den üblichen Kurzschlußhandlungen. Der abbaubedingte Strukturverlust ist nun in seiner zeitlichen und räumlichen Nivellierung derart, daß im Bewußtsein an die Stelle des Wirklichkeitsbezugs ganz und gar die Projektion der eigenen momentanen Befindlichkeit getreten ist.

In der Psychiatrie ist es umstritten, ob es einen solchen, mit Recht als krankhaft zu bezeichnenden Erlebensabbau wirklich gibt. Die überwiegende Meinung geht aber wohl mit Kretschmer und Schneider dahin, daß solche – pseudopsychotischen – Ausnahmezustände affektiver Art als Erlebensstörungen tatsächlich vorkommen. Jaspers (1965) erwähnt in diesem Sinn „Dämmerzustände mit Desorientierung, sinnlosen Handlungen und Trugwahrnehmungen"; dieser Autor spricht auch ausdrücklich von „hysterischen Psychosen", die er in Schockpsychosen, Haftpsychosen und den – mit traumhafter Benommenheit verbundenen – „Ganserschen Dämmerzustand" der akut Pseudodementen unterteilt. Für diese affektiven Ausnahmezustände ist die erlebensbedingte Einengung des Bewußtseins, deren „Thema" die Wirklichkeit verfehlt, charakteristisch. Dies läßt sich am Beispiel jener Frau verdeutlichen, die im Anschluß an eine Bombenexplosion, die nicht zu einer körperlichen Verletzung geführt hat, unbekleidet umherirrt und mit schriller Stimme Kinderlieder singt. Sie achtet in keiner anderen Weise auf die Umgebung, als daß sie nicht gegen Hindernisse stößt, und sie muß mit Gewalt in den Krankenwagen gebracht werden. Später fehlt ihr die Erinnerung an diesen Zustand.

Solche Fälle sind selten; daß es sie wirklich gibt, ist aber nicht ernsthaft zu bezweifeln, auch wenn feststeht, daß seit den Beschreibungen der klassischen Psychiatrie ein „pathoplastischer Wandel" eingetreten ist. Mit diesem Ausdruck verwies v. Baeyer (1948) darauf, daß im Anschluß an den 2. Weltkrieg sogenannte Intimformen psychischer Störungen an die Stelle jener mehr spektakulären Dämmerzustände hysterischen Gepräges getreten sind; als solche „Intimformen" psychogener Störungen des Erlebens sind besonders die psychovegetativen Dysfunktionen und larvierten Depressionen zu nennen. Es gibt aber auch heute noch diese, von Kretschmer (1963) den „Explosivreaktionen" zugerechneten „Affektdämmerzustände" als elementare Entladungen in einer akuten Krise; sie sind mit „blindem Zerstören" und subsequenter „inselförmiger" Amnesie verbunden. Im allgemeinen wird man gut daran tun, einen sehr strengen Maßstab bei der Annahme solcher pseudopsychotischen Entdifferenzierungen des Erlebens anzulegen und nicht jedes „blinde Weglaufen" als Ausdruck eines „Affektdämmerzustandes" aufzufassen; hinsichtlich der „inselförmigen Amnesien" sind die bloßen Schutzbehauptungen in einer erdrückenden Überzahl.

2.1.2 Störungen der differenzierenden Persönlichkeitsentwicklung und Abbau der Intelligenz

Wir haben es in diesem Abschnitt mit einer der häufigsten und psychopathologisch am dürftigsten beschriebenen psychischen Abnormitäten, mit dem Schwachsinn als dem entwicklungsabhängigen Differenzierungsmangel, ferner mit der Demenz als sekundärem Intelligenzverlust zu tun. Die Erscheinungsbilder dieser Störungen stimmen nicht miteinander überein, dennoch sind beide Störungen dem linken unteren Quadranten unseres graphischen Schemas (Abb. 4) zuzuordnen.

Der Unterschied zwischen den Erscheinungsbildern des Schwachsinns und der Demenz ist der Unterschied zwischen einer Störung der Persönlichkeitsentwicklung und einer Störung der entwickelten Persönlichkeit, der ganz ähnlich zwischen Psychopathie und Psychose (vgl. S. 50) besteht. Dieser Unterschied, der uns hier hinsichtlich der Intelligenz be-

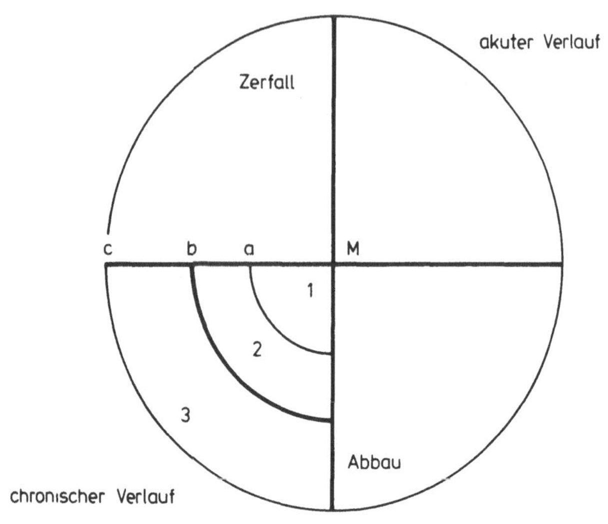

Abb. 4. Schema des Persönlichkeitsabbaues und des Differenzierungsmangels. [*M* und *a–b–c* wie Abb. 2; *1* Stufe des „normalen" Persönlichkeitsabbaues/-Differenzierungsmangels (neurasthenieforme Leistungseinbußen u. ä./Dummheit), *2* Stufe des quantitativ abnormen Persönlichkeitsabbaues/Differenzierungsmangels (hirnorganisches Psychosyndrom, Wesensänderung/Leichter Schwachsinn, *3* Stufe des qualitativ abnormen Persönlichkeitsabbaues/Differenzierungsmangels (Demenz/Idiotie)]

schäftigt, ist phänomenologisch sehr gut zu erfassen; wir verstehen dabei unter Intelligenz den im Begriffssystem ausgefalteten Formanteil des Bewußtseins, der darüber entscheidet, in welchem Umfang sich die Gegenstandswelt dem einzelnen erschließt.

Erinnern wir uns an Abb. 1 (S. 20), die nicht nur einen bestimmten Erlebensquerschnitt zu einem Zeitpunkt(t), sondern auch die zweidimensionale Projektion der geschichtlichen Entwicklung der Persönlichkeit (Waddington-Kegel) darstellt, dann ist diese persönliche Entwicklungsspanne im Radius *(S-O)* repräsentiert. Diese Entwicklung ist nicht umzukehren, und der einmal erreichte Punkt *(O)* ist ein für allemal erreicht. Der Unterschied zwischen dem von vornherein schwachsinnig bleibenden Oligophrenen und dem – sekundär – schwachsinnig werdenden Dementen besteht folglich im Unterschied der persönlichen Radien. Die Erlebensmöglichkeiten des primär Schwachsinnigen sind in dem für ihn repräsentativen Kreis mit *kleinem* Radius festgelegt, innerhalb dieses Umfangs aber – nach Maßgabe des Strukturiertheitsgrades – uneingeschränkt zu aktualisieren. Bei der Demenz hat der Kreis den für eine normale Intelligenz typischen Umfang behalten. Diese Kreisfläche wird aber – ähnlich einem Anzug, der einem zu groß geworden ist – vom Subjekt der die intellektuellen Leistungen ausmachenden Subjekt-Objekt-Strukturen nicht mehr ausgefüllt.

Während die alten „Differenzierungen" dem Dementen sozusagen am Intellekt wie an einem Gerippe „schlottern", ist dem primär Schwachsinnigen sein „Anzug" an allen Enden zu klein und er wirkt darin irgendwie pueril. Dies stellt einen ganz wesentlichen Unterschied dar, und dieser Unterschied äußert sich am deutlichsten hinsichtlich der Gedächtnisleistungen: Der Schwachsinnige erbringt innerhalb seines Erlebenshorizontes oft verblüffende Gedächtnisleistungen; der gedächtsnismäßige Zugriff des Dementen ist bekanntlich höchst unsicher und oft vergeblich. Der Umstand, daß das sog. Altgedächtnis charakteristischerweise dem dementiellen Abbau länger standhält als das Neugedächtnis, ist bemerkenswert. Dieses Phänomen führt uns zu einem weiteren bildlichen Vergleich bei der Erklärung des zwischen primärem Schwachsinn und Demenz bestehenden Unterschiedes.

Die Erinnerungen, die nicht der „Besitz" des davon – substantiell – unabhängig Erlebenden, sondern der Erlebende selbst sind, gleichen den Zweigen und Ästen an einem langsam verdorrenden Baum. Die Funktion bleibt am längsten in den stammnahen, proximalen und entwicklungsmäßig frühen Anteilen des Organismus erhalten, sie versiegt zuerst distal, dort wo die Verzweigungen am feinsten und jüngsten sind. In diesem Bild kommt hinsichtlich der Verzweigungen auch gut der „dispersive" Charakter der differenzierenden Strukturierung, der das Erleben in die Gegenstandswelt hinein öffnet, zum Ausdruck.

Der Demente ist einem verbrannten Baum, der Oligophrene einem verkümmerten Bäumchen zu vergleichen. Der Formanteil des Bewußtseins, der als Intelligenz im Begriffssystem auf die Gegenstandswelt gerichtet ist, ist beim Dementen – ohne die Disponibilität dieser Gegenstandswelt im sinnlichen oder gedächtnismäßigen Herstellen von Subjekt-Objekt-Bezügen – nahezu erstarrt. Der bei den Primitivreaktionen momentan bleibende Verlust der geistigen Beweglichkeit ist hier quasi zu einem Dauerzustand geworden. Beim Vergleich der Demenz mit den Primitivreaktionen sind allerdings – über die Chronizität hinaus – auch deutliche Unterschiede strukturaler Art zu beachten, dies gilt insbesondere für die begleitenden affektiven Veränderungen.

Beim primären Schwachsinn gelangt das Erleben, das – in der Einheit des Bewußtseins – die Verbindung zwischen Persönlichkeit und Gegenstandswelt herstellt, im verkürzten Entwicklungsbogen seiner ontogenetischen Geschichte von vornherein nur zu einer sehr einfachen Gesamtstruktur seiner bewußten und unbewußten Anteile. Schneider (1962) hat es als „seltsam" bezeichnet, daß es nicht gelungen sei, „besondere Formen des schwachsinnigen Denkens" – etwa den Psychopathentypen vergleichbar – herauszuheben und „einzelne Schwachsinnige vorwiegend mit dieser, andere wieder mit anderen Denkstörungen zu kennzeichnen". Im Rahmen einer strukturalen Betrachtung stellt sich dieses Problem nicht, und der von Schneider erwähnte Umstand erscheint auch nicht seltsam, weil hier nicht von einem in viele unterschiedliche Funktionsanteile zerleg- und störbaren Geist, sondern von einer psychischen Gesamtheit ausgegangen wird, die im Falle der Störung in ihrer Gesamtheit abgewandelt wird. Wir erwarten gerade umgekehrt für die unterschiedlichen Psychopathentypen nach dem Muster des Schwachsinns eine einzige Formabwandlung. Die in den unterschiedlichen Psychopathentypen zum Ausruck kommenden besonderen Akzentuierungen sehen wir im Gegensatz zu Schneider nicht als Manifestationen des die Störung insoweit noch überdauernden Charakters.

2.1.2.1 Schwachsinnsformen

Gleichgültig, ob wir uns den Schwachsinnigen – unter „Schwachsinn" ist im Folgenden immer „primärer Schwachsinn" zu verstehen – wie einen verkümmerten Baum oder als einen Menschen vorstellen, den ein zu enger „Abzug" daran gehindert hat, sich voll zu entwickeln, alle diese bildlichen Umschreibungen sind gut geeignet, uns eine leicht faßliche

Vorstellung von der strukturalen Eigenart der oligophrenen Grundstörung zu vermitteln: Oligophrenie ist das Ergebnis der verhinderten Entfaltung des aktiven Subjekts in die in wesentlichen Bereichen potentiell bleibende Gegenstandswelt hinein. Dort, wo an einem Baum üblicherweise die Äste sind, befinden sich beim Schwachsinnigen die Zweige. Gleichzeitig macht dieser „dendrologische" Vergleich deutlich, daß dieses „Steckenbleiben" in der Entwicklung und diese Verkümmerung keinen Grund dafür abgeben, die Lebensbedingungen des Betroffenen nicht durch geeignete Pflegemaßnahmen zu verbessern. Schwachsinn läßt sich gewiß nicht „therapieren", die Schwachsinnigen sind aber diejenigen psychisch Abnormen, bei denen äußere Hilfestellung am nötigsten und sinnvollsten ist.

So gering die „Verzweigung" des Begriffssystems ausgebildet ist und so wenig die damit erfaßten objektiven Verhältnisse auseinandergerückt – d. h. für das subjektive Verständnis in ihren subtilen Wechselbezügen und gegenseitigen Abgrenzungen aufgeschlossen – sind, so ist das, was tatsächlich erfaßt wird, doch durchaus „richtig", eben ein – wenn auch grobes – Stück der objektiven Notwendigkeit, deren „Netz" also sehr dicht um den Schwachsinnigen gelegt ist. Auf diesen Maßstab bezogen ist das oligophrene Urteilen nicht darin insuffizient, daß es zu völlig unsinnigen Ergebnissen führt, sondern darin, daß es oft nicht „greift": das, was beurteilt werden soll, ist dem Schwachsinnigen durch die Finger geschlüpft. Die verkümmerte Wuchsform zeigt an, daß der Erlebensrahmen eingeengt ist, innerhalb dieses Rahmens besteht aber sowohl sensorielle wie auch amnestische Disponibilität, manchmal sogar in erstaunlicher Ausprägung. Damit soll natürlich nicht gesagt werden, daß Schwachsinn mit besonderer geistiger Beweglichkeit verbunden wäre. Es ist aber zu bedenken, daß wir diesen Begriff der geistigen Beweglichkeit (Disponibilität) üblicherweise auf den normalen intellektuellen Leistungsstand bezogen verwenden und folglich in seiner Anwendung fehlgehen würden, wenn wir es unterließen, besonders nachdrücklich auf die vorstehend gemachten Einschränkungen zu verweisen.

Natürlich ist der „Baum" verkümmert, und die – potentielle – Gegenstandswelt ist nur in einem Umfang disponibel, der dem tatsächlich erreichten Differenzierungsgrad entspricht. Dort, wo hingegen Disponibilität besteht, ist der Schwachsinnige in der Lage, die Wirklichkeit, wie sie ist, zu erkennen, richtig zu erinnern, und zwar manchmal in einem Ausmaß, das – auch auf normale Maßstäbe bezogen – erstaunlich ist. Besonders gute Gedächtnisleistungen sind in diesem Zusammenhang ja bereits erwähnt worden. Eine mongoloide 14jährige bemerkt z. B. die minutiösesten Veränderungen ihrer häuslichen Umgebung, die während ihrer schulbedingten Abwesenheiten vorgenommen wurden. Sie dringt in den nebensächlichsten Kleinigkeiten – geradezu pedantisch – auf die strikte Einhaltung von Routineabläufen und weist unüberhörbar auf jede noch so belanglose Abweichung und Unregelmäßigkeit hin. Sie erinnert sich sozusagen nach Jahr und Tag an ein ihr gegebenes Versprechen und erkennt beim Fernsehen auf Anhieb alle möglichen Schlagerstars usw. Sie ist aber Analphabetin und befindet sich auf der Schwachsinnsstufe der Imbezillität mit nur geringen Sprachkenntnissen.

Dort, wo Struktur vorhanden ist, ist das Erleben weder zeitlich noch räumlich auf den unmittelbaren Augenblicken, auf den *einen* situativen Gehalt, eingeengt, wie dies bei Primitivreaktionen der Fall ist. Diese Leistungen bleiben indessen bei den schweren Schwachsinnsgraden ohne Übergreifung in einem Gesamtbezug, wie man ihn – bewußt oder unbewußt – herstellt, wenn man etwas auf eine Formel bringt. Deshalb bleibt diesen Oligophrenen der Zugang zur Welt soziokultureller Leistungen verschlossen, die „Potenzierung" des begrifflichen Erfassens dessen, was ist, durch die Distanz vom konkret gegebenen Gegenstand bleibt aus. Die Schrift wird nicht erlernt, das Erleben ist von der konkreten Nähe des zu erlebenden Gegenstandes abhängig. Die begriffliche Auflösung der Gegenstandswelt – einschließlich des eigenen Ich in seinem Objektanteil – bleibt in dem Sinne oberflächlich, daß sie vorzeitig, schon bei groben, äußerlichen Zusammenhängen aufhört und sich mit diesem Ergebnis zufrieden gibt. Das Erleben dringt also nicht in die Tiefe. Die konkreten Dinge, die bemerkt werden, behalten in der Vorstellung, die sich der Erlebende von ihnen macht, einen hohen Grad an Allgemeinheit. Die Vielfalt spezieller Interdependenzen, die den Dingen erst ihre eigentliche, spezifische Bedeutung gibt und sie damit sozusagen „konstituiert", wird nicht gesehen: eins liegt dicht neben dem anderen und ist davon nur wenig verschieden. Auf diese Weise erheben sich die abstrakten Vorstellungen, die dem konkreten Denken entgegenlaufen (vgl. S. 27), nicht oder kaum über einen singulären Bezug. Dieses Erleben bleibt gewissermaßen serienmäßig, es erschöpft sich in Wiederholungen, da die Oberbegriffe, die erst aus einer Serie ein System machen, nicht gebildet werden. Der Schwachsinnige bemerkt die Regel hinter den Erscheinungen nicht, er hat immer etwas Neues zu bemerken, die Welt beginnt für ihn sozusagen immer wieder von vorn.

Ist Schwachsinn als kortikale Minderleistung zu verstehen, dann ergibt die Anwendung der Hypothese, die Freud von Meynert übernommen hat (vgl. S. 6) und die besagt, daß der Kortex der Sitz des Bewußtseins, der Subkortex der Sitz des Unbewußten ist, eine Prädominanz des Unbewußten beim Schwachsinnigen. Er erscheint als das unmittelbar triebgesteuerte und u. U. gefährliche Wesen, das – vom „Realitätsprinzip" wenig beeindruckt – seine Entscheidungen nach den Kriterien „angenehm-unangenehm" und nicht nach den Kriterien „richtig-falsch" trifft. Diesem Bild vom Schwachsinnigen ist eine gewisse Popularität nicht abzusprechen, was zeigt, daß die Populariät solcher Deutungen auf einer Vereinfachung beruht, wodurch das, was an der Hypothese den wahren Sachverhalt treffen läßt, im Endergebnis in sein Gegenteil verkehrt wird. Nach den Erfahrungen der forensischen Psychiatrie kann vernünftigerweise nicht bezweifelt werden, daß – wenn überhaupt – aus ganz anderen Gründen, als sie hier vorgeschoben werden, von einer gewissen Gefährlichkeit des kriminellen Schwachsinnigen auszugehen ist, und zwar keineswegs bei den schweren Schwachsinnsformen, bei denen die Bezugnahme auf eine speziell den Kortex betreffenden Ausfall am ehesten Sinn hat, sondern bei den leicht Schwachsinnigen und noch mehr bei den – innerhalb der normalen Schwankungsbreite – Unterbegabten.

In Wahrheit ist bei Schwachsinnigen selbstverständlich nicht von der Prädominanz des Subkortex in dem Sinne auszugehen, als handele es sich bei ihnen um ein Hervortreten des „Es" auf Kosten der „Ich-" und „Über-Ich-Funktionen" – oder, bildlich ausgedrückt, als wachse das verkümmerte Bäumchen aus einem ganz besonders mächtigen Wurzelwerk heraus. Schwachsinn besteht nicht darin, daß „das Unbewußte" den sozusagen leeren Platz des „Bewußtseins" einnimmt. Überhaupt ist es falsch, das Unbewußte und das Bewußtsein in dieser Form einander gegenüberzustellen (vgl. S. 18); dies führt in die Schwierigkeiten dualistischer Begriffsbildungen hinein, mit denen wir uns an anderer Stelle beschäftigt haben. Beim Schwachsinn sind Bewußtsein und – darin eingeschlossen – Unbewußtes gleichermaßen dürftig: aus dem schwachen Wurzelwerk wächst ein schwacher Baum. Dieses Unbewußte enthält in seinen hauptsächlichen amnestischen aber auch sensoriellen Repräsentanzen – bei einem nur geringen Figur-Hintergrund-Kontrast – in der intentionalen Dimension des Affektiven entsprechend einfach gestaltete Handlungsanweisungen. Der Imbezille kommt von vornherein nicht auf die Idee, daß er eine Frau vergewaltigen oder ein Auto stehlen könnte, und ganz ähnlich ergeben sich für ihn auch nicht diejenigen situativen Bezüge, aus denen es zu gefährlichen Primitivreaktionen kommt. Hierfür ist ein Mindestmaß an bewußter und unbewußter Differenzierung erforderlich, das allenfalls bei der leichten Form der Debilität sich auszuwirken beginnt. Kommt ein Debiler in diesem Fall tatsächlich auf die Idee, sich z. B. geschlechtlich mit kleinen Kindern einzulassen, dann ist mit diesem Einfall – als „Kehrseite" gewissermaßen – eine primitive Einsicht in den verbotenen Charakter des Tuns verbunden, etwa so, wie man sie kleinen Kindern mit dem erhobenen Zeigefinger beibringt.

Der „Matrosenanzug" oder das „Puppenkleid", das dem Schwachsinnigen zu eng ist, in dem er sich ungeschickt, tölpelhaft bewegt, ist auch nicht der „Panzer", der es generell unmöglich machen würde, den Betreffenden von außen über das Erleben zu erreichen. Der „Zuruf", der ihn vor Schlimmem bewahren soll, gelangt praktisch immer an sein Ohr und löst irgendeine Reaktion aus. Wird aus dem Zuruf allerdings eine komplizierte Botschaft, dann wird die Reaktion meist inadäquat sein. Im Gegensatz zum Hans-Guck-in-die-Luft ist der Schwachsinnige ja auch nicht in seine Gedanken vertieft; er kann sich nicht in seine Gedanken vertiefen, weil diese nicht „tief" sind. Seine affektive Einstellung, die entsprechend der niedrigen Subjekt-Objekt-Gliederung relativ wenig nuanciert ist, folgt in enger Koppelung der „situativen Landschaft" und wechselt mit dieser unter Umständen sehr schnell das Vorzeichen. Jenes mongoloide Mädchen ist mit einer Kleinigkeit glücklich zu machen, und eine Kleinigkeit genügt, ihren Ärger und ihr Mißvergnügen zu provozieren. In beiden Richtungen ist der Affekt nicht dauerhaft und nicht hoch gespannt. Die mit dem jeweils aktualisierten Subjekt-Objekt-Bezug u. U. rasch das Vorzeichen ändernde Stimmung hat eine andere „Frequenz" als die bekannte Launenhaftigkeit, und sie unterscheidet sich davon auch darin, daß sie nicht – wie die Launenhaftigkeit – zum gegebenen Anlaß gewissermaßen „quer" liegt. Oligophrene sind in ihrem Stimmungsverhalten dem dazu situativ gegebenen Anlaß eher gleichgeschaltet und bei stabilen Umweltverhältnissen in ihren affektiven Bindungen ebenfalls stabil, oft ist ihre Anhänglichkeit geradezu herzlich.

Die vorstehende Beschreibung bezieht sich im wesentlichen auf einen Schwachsinnsgrad, der – in unserem Abbauschema Abb. 4 – der Stufe *2* (nicht krankhafte Normabweichungen) am Übergang zur Stufe *3* (krankhafte Normabweichungen) zuzuordnen ist. Nach dem üblichen klinischen Sprachgebrauch handelt es sich dabei um die als „Imbezillität" bekannte Ausprägung der Oligophrenie, der – bei einem Intelligenzquotienten um 50 – testpsychologisch ein Intelligenzalter von 2–7 Jahren entspricht. Daraus darf man natürlich nicht schließen, daß 2- bis 7jährige Kinder hinsichtlich ihres intellektuellen Leistungsstandes eine Kopie des imbezillen Erlebens bieten würden. Der Vergleich bezieht sich nur auf ganz bestimmte Testleistungen und berücksichtigt z. B. nicht die sich beim normalsinnigen Kind im Explorationsdrang äußernde Neugier, in der sich die Offenheit der Entfaltung, die den Oligophrenen fehlt, als potentielle Gegebenheit des Bewußtseins äußert. Für die intellektuelle Funktion ist dies von größter Bedeutung. Es besteht auch keine direkte Vergleichsmöglichkeit etwa hinsichtlich des Spracherwerbs, der bei 5- bis 7jährigen Kindern i. allg. sehr deutlich die Sprachleistungen der Imbezillen übersteigt.

Fassen wir nun – auf Abb. 4 bezogen – den Übergang von der 2. zur 3. Stufe ins Auge, dann besteht der hierbei zu berücksichtigende qualitative Sprung – mit dem Verfehlen der differenzierenden Struktur als Gesamtleistung – darin, daß die Kranken insofern überhaupt keinen begrifflichen Wirklichkeitsbezug mehr haben, als von ihnen auch die Regel einfachster Kausalketten nicht erkannt wird. Das Erleben zielt nur noch auf einen minimal ausgefalteten Horizont von Gegenständen (Ich und Welt), die untereinander beziehungslos bleiben. Es werden keine Zusammenhänge gebildet, und dementsprechend ist nicht nur das Denken, sondern auch das Fühlen so rudimentär, daß z. B. das „Erkennungslächeln“, das der Säugling schon im 4. Lebensmonat zeigt, ausbleibt. Der Krankheitscharakter dieser außerordentlich schweren Störung ist ferner daran zu erkennen, daß sie kein entwicklungsgeschichtliches Pendant hat.

Bewegt man sich im Schema in umgekehrter Richtung – von Stufe *2* zur Stufe *1* – dann passiert man zunächst das Stadium der Debilität als leichteste Schwachsinnsform und gelangt zur „normalen“ Dummheit als physiologischer Minusvarianten. Der Debile ist vielleicht einem Baum zu vergleichen, der von Jugend an wenig Licht bekommen hat, der aber im großen und ganzen noch eine quasi normale Wuchsform zeigt. Er ist bloß klein und schmächtig geblieben. Die begriffliche Auflösung der Gegenstandswelt reicht aus, um einfache Zusammenhänge zu erkennen, Regeln aufzustellen und entsprechende Zukunftserwartungen zu haben. Damit ist der Debile in gewissem Umfang bereits der Zufälligkeit der gerade aktuellen Situation enthoben. Das Erlernen der Schrift geht allerdings sehr mühsam vor sich und ihr Gebrauch bleibt holprig; immerhin gibt es Debile, die einen Führerschein besitzen.

Über das weit verbreitete Phänomen der Begriffstutzigkeit geht diese nicht krankhafte Abnormität der Intelligenz schließlich in den Bereich der normalen Schwankungsbreite über und äußert sich in jener Dummheit, gegen die – nach einem bekannten Diktum – Götter selbst vergeblich kämpfen. Offenbar hat Schiller mit diesem Spruch ein ganz wesentliches Moment der Dummheit getroffen, denn die darin aufgestellte Behauptung hat bis heute ihre Gültigkeit behalten. Dem Dummen fehlt die fundamentale Einsicht in die Begrenztheit seines Wissens. Er ist unbelehrbar, und zwar um so mehr, als er gleichzeitig über eine besondere Aufnahmefähigkeit für Meinungen, die er schon hat, verfügt, wenn er sie in einem Kollektiv bei Gleichgesinnten antrifft. Daher hat auch das Kollektiv in seinen unterschiedlichen Formen für den gewöhnlich Dummen so eine große Anziehungskraft. Diese Kritikschwäche schließt aber eine gewisse „Situationsschläue“ nicht aus. Sie ermöglicht es ihm bei aller sonstiger Begriffsstutzigkeit, den eigenen – allerdings stets nur kurzfristigen – Vorteil mit großer Konsequenz als Figur aus dem im übrigen eher „diffus“ bleibenden Hintergrund herauszulösen; psychiatrisch relevant ist dies nicht.

2.1.2.2 Intelligenzabbau – Demenz

Unser ständiges Bemühen, das Bewußtsein in seiner psychologischen Ausprägung als Persönlichkeit und Erleben nach *formalen* Kriterien zu erläutern, wird durch einfache bildliche Vergleiche erleichert. So wurde bereits der Fluß erwähnt, der in seinem Fließen (= inhaltliches Werden) nie der gleiche bleibt, der aber „formal“ durch die Konvergenz charakterisiert wird, in der seine zahlreichen Quellen immer gleichbleibend in einer einzigen Mündung zusammenlaufen. Es handelt sich – formal – um die gleiche Konvergenz, in der die Wurzeln eines Baumes zu einem Stamm zusammengefaßt werden. Die Intelligenz als das psychische Phänomen, das uns hier beschäftigt, ist jedoch, wie wir gehört haben, formal nicht der Ausdruck eines konvergenten, sondern eines divergenten bzw. *dispersiven* Systems. Durch die Intelligenz „öffnet“ sich die Persönlichkeit in die Gegenstandswelt, zu der auch der eigene Körper mitsamt dem Gehirn gehört, hinein, und sie ist insofern also dem oberirdischen Anteil des Baumes mit seiner Verästelung und Verzweigung zu vergleichen oder einem Flußsystem, das der Richtung des Fließens entgegengesetzt betrachtet wird. Auf die zweidimensionale Ebene einer Landkarte übertragen entsprechen die flächenhafte Aufgliederung des Flußsystems und die immer intimere Erschließung der Quellgebiete dem Differenziertheitsgrad der Persönlichkeit.

Was – auf die Landkarte bezogen – an diesem Vergleich stört, ist daß darin ein sozusagen toter Zustand, ein fest etabliertes Gleichgewicht ein für allemal zum Ausdruck kommt, das in Wirklichkeit nur in einer mehr oder weniger erreichten Annäherung existiert. Dem fest etablierten Gleichgewicht als aktuell bestehender Form nähert man sich um so mehr an, je mehr man sich flußabwärts bewegt; in der umgekehrten Richtung gelangt man zuletzt in eine Grenzzone, die sich nur noch von der Funktion her exakt definieren läßt, im übrigen aber gerade durch Übergänge – also Undefinierbares – charakterisiert wird. In dieser Grenzzone findet – auf das Bewußtsein bezogen – der unablässige strukturale Umschlag der objektiven Potentialität in subjektive Aktualität statt. Wir unterscheiden hier gewissermaßen eine aufsteigende von einer absinkenden Projektionsfläche, die durch den Erlebenshorizont getrennt wird: von unterhalb des Horizonts steigt aus dem „Außen" die Zukunft auf, die nach ihrer Aktualisierung in dem Sinne in das „Innere" eintaucht, in dem wir von „Erinnerungen" sprechen, wenn wir daraus – als unserem Erfahrungsschatz – mit Hilfe des Gedächtnisses und der Sinnesdaten die Wirklichkeit konstruieren. Die primär „räumlichen" Begriffe „außen/innen" erhalten auf diese, die Zukunft mit der Vergangenheit verbindende Weise im Bewußtsein sekundär auch eine eindeutige zeitliche Bestimmung.

In dieser Grenzzone, in der – ganz besonders am „Ort" des Interesses – der Erlebensumschlag vor sich geht, verzahnt sich das subjektive Begriffssystem mit der objektiven Notwendigkeit, die es umgestaltet und von der es selbst ganz wesentlich mitbestimmt wird. Diese Verknüpfung der objektiven Notwendigkeit mit dem formalen – oder logischen – System des Begreifens garantiert und begrenzt die Möglichkeit *richtiger* Urteile. „Falsches Urteilen" als kardinales Symptom der Demenz, des Intelligenzabbaus, ist in diesem Sinne als „Artikulationsstörung" zu verstehen: als das Verfehlen des kausalen Ursache-Wirkung-Gefüges und des formalen Sinns. Eine solche Artikulationstörung ist primär also stets ein „peripheres", nie ein „zentrales" Phänomen, es betrifft die dispersive Funktion der Öffnung und Assimilation des Neuen und liegt z. B. vor, wenn fälschlicherweise bereits Bekanntes als Neues oder Neues als bereits Bekanntes beurteilt wird. Es handelt sich dabei stets um einen Leistungsausfall, der die Anpassung betrifft und zu Beginn auch in dem Sinn peripher ist, daß keine lebenswichtigen Funktionen in Gefahr geraten. Dies ändert sich allerdings – meist sehr langsam, kaum merklich – wenn die Störung fortschreitet; die Regel des Fortschreitens ist nicht, wie vielfach angenommen wird, linear: jemand geht von A direkt nach B. Diese Verlaufsform kommt zwar ebenfalls gelegentlich vor, öfters gleicht der Verlauf aber einer Kurve, die sich aus der Aufzeichnung der Wegstrecke des den Wanderer von A nach B begleitenden Hundes ergibt.

Die Ratlosigkeit des Dementen, der in der Nähe seiner Wohnung umherirrt, ohne zu wissen, wo er sich befindet, zeigt einen Leistungsausfall an, der so weit fortgeschritten ist, daß sein Vorhandensein eine selbständige Existenz praktisch ausschließt. Dieses, für die Demenz höchst charakteristische Phänomen ist insofern aufschlußreich, als es nicht nur die Auswirkung des Abbaus auf das Denken – die durch den Verlust der Fähigkeit, „richtig" zu urteilen, bedingte Desorientiertheit –, sondern auch die damit verbundenen Auswirkungen auf das Fühlen verdeutlicht: der Verwirrte ist nicht nur desorientiert, sondern infolgedessen auch unsicher, manchmal von einer panikartigen Angst getrieben. Wer die japanischen Schriftzeichen nicht kennt und auch nicht japanisch spricht, kann sich diese Situation in etwa ausmalen, wenn er sich vorstellt, er fände sich plötzlich irgendwo in Japan ausgesetzt wieder. Seine Situation wäre aber noch viel besser als die unseres in der Nähe seiner Wohnung umherirrenden Kranken, denn er würde früher oder später einen Dolmetscher antreffen, der ihm sagt, wo er sich befindet. Und auch ohne Dolmetscher ist er bereits zu bestimmten – konkreten – Orientierungsleistungen in der Lage: z. B. sehen Omnibusse („funktionsbestimmt") in Japan genau so aus wie in Europa oder Amerika, und die Konstruktion eines Bahnhofs oder das Funktionsprinzip eines Selbstbedienungsladens stimmen mit bereits vorhandenen Erfahrungen überein. Ob der Omnibus, in den man einsteigt, auch in die gewünschte Richtung fährt, kann fraglich sein, Mißerfolge lassen sich jedenfalls korrigieren. Welche Korekturversuche der Demente auch anstellt, er kommt auf keinen Fall am Ziel an, und für ihn gibt es auch keinen Dolmetscher; er löst sich immer mehr aus dem System der Wirklichkeit heraus, anstatt sich damit begrifflich zu identifizieren. Seine Aktionen sind unkoordiniert, er wirft sozusagen alles durcheinander, und seine Ratlosigkeit bringt die Vergeblichkeit seines Bemühens um Ordnung sehr prägnant zum Ausdruck.

In dieser Ratlosigkeit unterscheidet sich der Patient mit einem sekundären Intelligenzabbau sehr deutlich vom primär Schwachsinnigen, der nie ratlos ist. Die Ratlosigkeit ist kein Symptom des Schwachsinns, sie ist es deshalb nicht, weil der Schwachsinnige keine Begriffe hat, die er durcheinander bringen, in die er sich verlieren könnte. Infolgedessen verspürt er im Unterschied zum Dementen auch nicht den ängstlichen Drang, die fehlende Ordnung wiederherzustellen. Da beim Schwachsinn die Begriffe nicht in die Tiefe gehen und daher nur wenig Trennschärfe haben, wird die Gegenstandswelt – ähnlich wie beim kleinen Kind – nur oberflächlich und global erfaßt. Dieses Erfassen ist aber insofern „richtig", als es nicht – wie bei der Demenz – sozusagen im Handumdrehen von der Wirklichkeit dementiert wird. Der Schwachsinnige fühlt sich – wie gesagt – in seinem zu klein geratenen Anzug durchaus sicher, er kennt die bodenlose Unsicherheit des Desorientierten nicht: die Physiognomie des engen Horizonts, in dem er sich bewegt, ist ihm rundum vertraut. Dem Dementen ist dagegen nichts mehr vertraut; er bewegt sich auch nicht in einem „engen Horizont", sondern seinem Erleben ist der Horizont sozusagen abhanden gekommen. Was dies heißt, wird klar, wenn wir an die Bedeutung dieses Begriffs denken, wie sie oben erläutert wurde, als wir im Zusammenhang mit der Definition der Demenz als „Artikulationsstörung" das sich hier – am Erlebenshorizont – abspielende Ineinandergreifen des Begriffssystems und der potentiellen Gegenstandswelt beschrieben haben.

Der Verlust des Erlebenshorizonts bedeutet im Hinblick auf die darin gegebene Verschränkung der Begriffe „innen/außen" und „früher/später", daß im Erleben des Dementen die Ordnungsfunktion der Anschauungsformen „Zeit/Raum" aufgehört hat, strukturierend wirksam zu sein. Da es für den Dementen nur noch Gegenwart gibt, hat der Begriff der Gegenwart seinen spezifischen Sinn eingebüßt; ganz ähnlich verhält es sich mit dem Begriffspaar „Innen/Außen": das Ich, das von keinem Außen eingegrenzt wird, hat auch kein Innen mehr. Die Unfähigkeit, den eigenen Standpunkt zu relativieren, die uns als Kennzeichen des Erlebensabbaues bei den Primitivreaktionen begegnet ist, ist bei der Demenz als Persönlichkeitsabbau einem so primitiven Absolutismus gewichen, daß darauf weder das Prädikat „subjektiv" noch das Prädikat „objektiv" im vollen Umfang zutreffen, es handelt sich um ein „egozentrisches Erstarren" ohne Ego. Diese blinde, manchmal geradezu triebhafte Verabsolutierung des eigenen Seins läßt sich auch – im Gegensatz zu der Verabsolutierung bei den Primitivreaktionen – auf keine Weise von außen korrigieren.

Die Einschränkung oder der Verlust der Disponibilität der Gegenstandswelt im sensoriellen und gedächtnismäßigen Herstellen von Subjekt-Objekt-Beziehungen ist als die dauerhafte Erstarrung des Dementen charakterisiert worden, die sich vom kurzfristigen Verlust der geistigen Beweglichkeit bei der Primitivreaktion unterscheidet. Diese Erstarrung entspricht nicht einer „Amputation" wie etwa die Kugelform eines Gartenstrauches, der mit der Heckenschere gestutzt worden ist; sie entspricht vielmehr der Bewegungslosigkeit desjenigen, der sich in stockfinsterer Nacht auf einem ihm völlig unbekannten Terrain befindet und Angst hat, beim nächsten Schritt in einen Abgrund zu stürzen. Sie ist sozusagen die andere Seite der Ratlosigkeit, die der Orientierungsverlust mit sich bringt, und damit ein Ausdruck des Versagens jener Ordnungsprinzipien, von denen weiter oben die Rede war, und die bei der Primitvreaktion oft schon auf einen einfachen Anstoß hin wieder in die volle Beweglichkeit übergeht.

In der äußersten – nicht als „Amputation" zu verstehenden – „Nivellierung" wird der Demente schlicht und einfach aus dem Bewußtsein entfernt, und zwar in einem solchen Ausmaß, daß nur noch eine „vegetative" Existenzform übrigbleibt. Es handelt sich um eine Existenzform ohne Denken und Fühlen. Der abgestumpfte Demente ist jenem Baum zu vergleichen, der gerade noch ein bißchen in seinem Stamm lebt. Das ängstliche Bemühen um die Wiederherstellung der alten Ordnung hat aufgehört: Subjekt und Objekt sind im Verlauf des Abbauprozesses schließlich wieder miteinander zur Deckung gekommen. Auf dem Weg dahin hat der Verlust des Erlebenshorizonts als Ort des potentiell/aktuellen Erlebensumschlages, an dem die formale Sinnhaftigkeit des subjektiven Bemühens um Struktur mit der kausalen Notwendigkeit „artikuliert", dazu geführt, daß Zeit und Raum ihre Ordnungsfunktion eingebüßt haben. Diese Einbuße geht normalerweise so langsam vor sich, daß das vegetative Endstadium nur selten erreicht wird. Meist macht irgendein Zwischenfall dem Abbau vorher ein Ende, trotzdem sind die Symptome dieses spezifischen Strukturverlusts in der Regel sehr deutlich zu erkennen: die Verformung der im Erlebenshorizont miteinander artikulierenden Paßstücke bedeutet zunächst, daß es dem Kranken zunehmend schwerer fällt, sich etwas zu merken. Interesse – als Voraussetzung des Merkens – wird schließlich nur noch dort geweckt, wo auf Seiten des Kranken eine besondere Empfänglichkeit besteht – wie z. B. der mit dem Alkoholausschank verbundene Erlebensbereich beim Alkoholiker – oder in Abhängigkeit von bestimmten biologischen Regulationen immer wiederkehrt - wie z. B. bei den homöostatischen Zyklen oder dem sexuellen Triebpegel.

So, wie mit dem Interesse für Neues die Merkfähigkeit erlischt, wird mit zunehmendem Abbau auch der gedächtnismäßige Zugriff auf früher bereits Aktualisiertes immer unsicherer. Charakteristischerweise gelingt oft die spontane Reaktualisierung eines bestimmten Gedächtnisstoffes noch, während die gleiche Gedächtnisleistung, wenn sie gezielt erbracht werden soll, nicht möglich ist. In dem Maße, in dem die ordnende Aktivität des Subjekts ihre Effizienz einbüßt, verschafft sich der Gedächtnisstoff eine gewisse Autonomie, die um so größer wird, je unbestimmter der Erlebenshorizont mit den Anschauungsformen von Zeit und Raum wird. Schließlich ist die Autonomie des Gedächtnisstoffes derart, daß sich Erinnerung und Realität verfehlen, die 90jährige Mutter ihre 70jährige Tochter als Jugendfreundin, den von ihr verwöhnten Enkel als Nachbarsjungen anspricht und wissen will, wo der seit 65 Jahren tote Dackel schon wieder ihre Pantoffel versteckt hat. Eine andere Patientin wird von der am Sonntagmorgen zur Kirche gehenden Tochter auf dem leeren Platz vor einem Supermarkt angetroffen; sie ist nur notdürftig bekleidet und schiebt einen Einkaufswagen vor sich her, ohne den – verschlossenen – Eingang zu finden. Auf Frage gibt sie an, daß sie für den – längst verstorbenen – Großvater Brötchen kaufen wolle.

Das Ganze der Wirklichkeit mit der Möglichkeit richtigen Urteilens, das in der subjektiv-objektiven „Artikulation" hergestellt wird, schließt die Präsenz der im verbalen und non-verbalen Gedächtnis angesammelten Erfahrungen ein. Falschurteile, wie sie vorstehend angeführt wurden, sind daher beim Intelligenzabbau als Folge der Erinnerungsstörung zu erwarten: sie sind ein Ausdruck der dementiellen „Dysartikulation" und natürlich mit den – normalpsychologischen – Verwechslungen des Alltagslebens, die auf ungenügender Information oder affektiv begründeten Vorwegnahmen beruhen, nicht in einen Topf zu werfen. Der psychologische Kontext der üblichen Verwechslungen ist stets leicht zu erkennen, bei der dementiellen Dysartikulation fehlt ein derart leicht zu erkennender Kontext; es bleibt offen, warum die Erbtante der bemühten Nichte vorwirft, die Blüten an den Kirschbäumen vor ihrem Fenster abgeschnitten zu haben. Für die Dysartikulation läßt sich nur eine formale Bestimmung angeben: das „Netz" des objektiv Notwendigen, das den Schwachsinnigen allzu dicht umspannt, ist beim Dementen so weit und locker, daß es ihn nicht mehr hält. Seine begrifflichen Ausdifferenzierungen passen nirgends mehr richtig, und die subjektiven Entsprechungen dieses Verfehlens kommen am deutlichsten in der ängstlichen Unsicherheit und Unruhe des Verwirrten zum Ausdruck. Mit der begrifflichen Ordnungsfunktion hat er auch das Vertrauen in die Leistung des Erlebens verloren, das für seine Ausgeglichenheit erforderlich wäre; seine eigenen Gedanken erschrecken ihn u. U. und verursachen gelegentlich völlig unkoordinierte Panikreaktionen, mit denen er sich gefährdet.

Der Bezug auf eine feste Hierarchie der begrifflichen Ordnung, auf ein dem Willen gehorchendes und präzise arbeitendes Gedächtnis und auf die zuverlässige Regel von Ursache und Wirkung sind somit nicht nur für die Gedächtnisleistungen, sondern auch für das Fühlen von größter Bedeutung. Ähnlich wie das Schwinden dieses Bezugs beim Abbau der Intelligenz das Denken immer mehr dem Zufall überantwortet, wird auch das Fühlen immer zufälliger und eintöniger, bis es schließlich in die bereits erwähnte Abstumpfung mündet. Die affektive Bedeutungsentnahme wird immer weniger zur subjektiven Entsprechung des kognitiv Erlebten, sie ist immer mehr die bloße Projektion der augenblicklichen Befindlichkeit. Sie läßt den gleichen „Von-Fall-zu-Fall-Charakter" erkennen, der das Erleben auch im übrigen prägt, und dies erklärt die häufige Widersprüchlichkeit und Unvorhersehbarkeit der affektiven Einstellung alter Menschen, die ihnen oft als „Launenhaftigkeit" angelastet wird. Darauf ist es zurückzuführen, daß diese „Affektlabilität" – zusammen mit der Merkschwäche - als sog. Achsensymptom des dementiellen Abbaues angesehen wird.

Die Flüchtigkeit und Zufälligkeit des dementiellen Fühlens bringen in der geschilderten Weise einen Entdifferenzierungseffekt, nicht die Auswirkung eines desintegrativen, zerfallsbedingten Verlustes der im Subjekt garantierten Einheitlichkeit des Erlebens zum Ausdruck. Der Abbau des Fühlens ist die Folge der mangelnden Disponilität der potentiellen Gegenstandswelt und des begrifflichen Auflösungsvermögens. Um dies zu verstehen, brauchen wir uns bloß vor Augen zu führen, daß normalerweise die als Fühlen faßbare Entnahme affektiver Bedeutung aus dem kognitiv Erlebten die sachbezogene Einstellung des Erlebenden zum jeweiligen „Thema" des Erlebens zum Ausdruck bringt, wobei es zwar praktisch von größter Bedeutung ist, prinzipiell aber keinen Unterschied macht, ob es sich um ein Thema handelt, das den Erlebenden zur sofortigen Flucht oder zu einem – u. U. aggressiven – Appetenzverhalten veranlaßt.

Hingegen führt Zerfall, als das dem Abbau entgegensetzte Prinzip des Strukturverlusts, regelmäßig auch zum *Verlust der thematischen Einheitlichkeit des Erlebens* und damit zu einer *inadäquaten* affektiven Einstellung. Beim Abbau ist stets die thematische Einheitlichkeit gewahrt, die Flüchtigkeit und Labilität des Fühlens ergeben sich hier aus der geringen kognitiven Relevanz der Situation und dem Vordringen der vom Untergrund des Erlebens abhängigen Befindlichkeit des Erlebenden. Innerhalb der insgesamt bestehenden affektiven Eintönigkeit können die Stimmungen u. U. sehr rasch wechseln, sie entsprechen aber immer dem „Thema", auch wenn dieses ggf. infolge des kognitiven Ausfalls den „objektiven" Gehalt der Situation verfehlt, falsches Urteilen zum Ausdruck bringt.

Das, was bei der Besprechung der Primitivreaktionen (S. 32) im Anschluß an Schneider (1962) im Zusammenhang mit dem Begriff des Erlebensuntergrundes als wichtige Determinante des Strukturierungserfolgs herausgestellt wurde, trifft also auch im vollen Umfang auf den Intelligenzabbau zu. Der Erlebenshorizont verläuft geradezu durch diesen Bereich z. T. biologisch bedingter, kürzer- und längerfristiger Dispositionen des Erlebens. Soweit es sich dabei um besondere Persönlichkeitsausformungen handelt, bedeutet das Zurücktreten der situativen Relevanz in ihrem objektiven Gehalt – besonders am Anfang des Abbauprozesses – daß bestimmte, für den Erlebenden besonders charakteristische Eigenschaften immer unvermittelter, schärfer zur Geltung kommen. Eine solche „Persönlichkeitszuspitzung" liegt beispielsweise vor, wenn sparsame Menschen im Alter geizig, mißtrauische Menschen paranoisch werden, in ihrer Umgebung nur noch „Erbschleicher" und andere Übeltäter antreffen, gegen die sie dann u. U. gerichtlich vorzugehen versuchen.

Je mehr der Abbau der Persönlichkeit fortschreitet, desto mehr tritt die ursprüngliche phänomenologische Vielfalt des Erscheinungsbildes der Störung zurück, um schließlich in die früher beschriebene Quasistrukturlosigkeit der äußersten Entdifferenzierung überzugehen. Darüber darf aber nicht die klinische Erfahrung vergessen werden, daß es auch beim Persönlichkeitsabbau besondere Verlaufsformen gibt, bei denen für eine Weile diese oder jene Störung besonders profiliert hervortritt. So kann z. B. einmal das klinische Erscheinungsbild eine Zeitlang von den sog. Werkzeugstörungen bestimmt sein, und in diesem Sinne wird die aphasische von der apraktischen oder agnostischen Demenz unterschieden. Damit soll lediglich gesagt werden, daß der Strukturverlust sich auf einem funktional besonders umschriebenen Terrain auswirkt und mehr die sprachliche, handlungsmäßige oder das Erkennen betreffende Bewußtseinsleistung stört; hierbei ist der Ausdruck „Werkzeugstörung" oder „instrumentelle Störung" mißverständlich und vielfältiger Kritik ausgesetzt. Er wird auch nicht einheitlich gebraucht und sollte am besten ganz vermieden werden. Es handelt sich jedenfalls immer darum, daß der Differenzierungsvorgang nicht zum Abschluß gelangt, als Sprachleistung, Handlungsentwurf oder als Figur des Erkennens vor einem Hintergrund in einem Vorstadium stecken bleibt.

Es kann auch sein, daß die zunehmenden kognitiven Ausfälle mehr mit einer dysphorischen oder mehr mit einer euphorischen Grundstimmung verbunden sind, dennoch sind an der Demenz aus phänomenologischer Sicht weder scharf voneinander zu unterscheidende Unterformen nach Art der verschiedenen schizophrenen Krankheitsbilder noch „Formenkreise" wie der zyklothyme Formenkreis abzugrenzen. Diese relative Uniformität des Persönlichkeitsabbaues folgt direkt aus der abbaubedingten Umkehrung jener Entwicklung, durch die sich die Menschen in ihrer Persönlichkeit als individuelle Charaktere voneinander unterscheiden; es handelt sich beim Abbau gewissermaßen um die Rückkehr zum gemeinsamen Ursprung.

Die Uniformität der Verläufe hat noch einen zweiten, praktisch wichtigen Grund: die relativ homogene Gestaltung der psychologischen Situation des älter werdenden Menschen. Die Vereinsamung und Inaktivierung im Alter, das Nachlassen der motorischen und sensoriellen Fähigkeiten und evtl. auch ökonomische Faktoren wirken sich nivellierend auf den Erlebensraum aus und erklären in manchen Fällen das Aufkommen von Resignation, argwöhnischer Voreingenommenheit, Immobilismus oder unangemessene Sicherheitsbedürfnisse, unabhängig von den intellektuellen Fähigkeiten.

Um Fehldiagnosen auszuschließen, läge die Verwendung psychologischer Leistungstests in der Klinik dieser Altersveränderung nahe. Die Erfahrung zeigt aber, daß auch insoweit Vorsicht angebracht ist. Es kann z. B. sein, daß der klinische Eindruck für eine schwere Beeinträchtigung der Urteilsfähigkeit spricht, während sich testpsychologisch nur ganz leichte Einbußen feststellen lassen. Ähnlich problematisch ist die zu schematische Verwendung des sog. Abbauquotienten, der aus dem Vergleich der Ergebnisse von altersbeständigen und unbeständigen Tests zu ermitteln ist. Das gleiche gilt hinsichtlich des Vorschlags von Ajuriaguerra (1970), den dementiellen Abbau analog der Ermittlung der kognitiven Entwicklung des Kindes zu bestimmen. Dabei ist jedoch, wie Ajuriaguerra selbst betont, der Abbau nicht einfach mit der Umkehrung der Intelligenzentwicklung beim Kind gleichzusetzen. Welche Ähnlichkeiten auch immer einen solchen Vergleich rechtfertigen mögen, so überwiegen doch bei weitem die Unterschiede: Das Kind richtet in seinem Erlebenshorizont eine geradezu „explosible" Auflösungspotenz auf die Welt potentieller Gegenstände, und es füllt diesen Horizont ganz aus, wohingegen dem Dementen die begriffliche Auflösung der Gegenstandswelt nicht mehr gelingt, weshalb er sich von allem Neuen zurückzieht. Während beim Kind die Zeit fehlt – sie kommt ihm unter dem Eindruck des Überströmens seiner Aktivität zu lange vor – lebt der Demente im Überfluß an Zeit, die ihm immer kürzer vorkommt, weil er nur noch wenig und schließlich nichts mehr erlebt.

In sprachlicher Hinsicht äußert sich der Intelligenzabbau nicht nur in Form der bereits erwähnten Aphasie, die sich bis zu den Wortfindungsstörungen und zur Eigennamenamnesie zurückverfolgen läßt, sondern auch in einer der Sprache eigentümlichen Nivellierung. Diese sprachliche Nivellierung läßt die Äußerungen immer unbedeutender, nichtssagender erscheinen. Die eigene Bedürfnislage wird immer mehr zum ausschließlichen, primitiven Inhalt der Rede: Der Dialog wandelt sich zu einem Monolog, in dem Allgemeines immer mehr an die Stelle des Besonderen gesetzt wird. So wird aus dem Streichholz ein Ding zum Feuermachen, aus dem Bleistift ein Ding zum Schreiben usw.; umgekehrt wird dort, wo von einem speziellen, konkreten Anwendungsbeispiel abstrahiert werden soll, die allgemeine Bezeichnung nicht gefunden: der Kranke, der sagen soll, wie man den Bruder der Mutter nennt, antwortet mit dessen Vornamen, oder er versteift sich darauf, daß die Mutter keinen Bruder habe. Richard u. Constantinidis (1970) sehen im Informationsverlust des dementiellen Sprachabbaues eine immer stärker werdende – semantische – Redundanz, und sie heben besonders den Verlust der gedanklichen Ausdrucksfunktion der Sprache hervor. Haben die Kranken einmal einen Ausdruck gefunden, dann halten sie daran fest, und sie perseverieren in diesem einen Aspekt, unfähig, den Standpunkt zu wechseln. Bemerkenswert ist, daß die sprachliche Syntax dem Abbau am längsten widersteht.

Bei aller – phänomenologischen – Einförmigkeit des dementiellen Abbaues werden in der Klinik doch – nach anderen als phänomenologischen Gesichtspunkten – unterschiedliche Formen voneinander abgegrenzt. Die klinische Klassifikation der Demenz richtet sich nach ursächlichen und auf das Lebensalter bezogene Kriterien, wobei degenerative und vaskuläre, senile und präsenile Formen aufgeführt werden. Von den präsenilen Demenzformen wird das Erscheinungsbild der Pick-Atrophie durch eine auffällige Verstimmbarkeit – vorwiegend im Sinne einer mit Kritikschwäche verbundenen Euphorie – gekennzeichnet, wobei unter „Moria" die damit verbundene kindisch-taktlose Witzelsucht verstanden wird. Diese Taktlosigkeit kommt ebenfalls in der Abstumpfung des ethischen Empfindens zum Ausdruck, die – im Gegensatz zu der bereits erwähnten abbaubedingten Zuspitzung besonderer Persönlichkeitseigenarten – in der Umgebung des Kranken Überraschung auslöst, z. B. im Zusammenhang mit einem Sexualdelikt. Über eine im Laufe der Zeit zunehmende Gleichgültigkeit und Interesselosigkeit kommt es schließlich zur Aspontaneität, die nur noch von einer Wiederholung leerer Gesten und Floskeln – scheinbar – unterbrochen wird. Parallel dazu hat sich aus den anfänglichen Wortfindungsstörungen eine nahezu vollständige – amnestische – Aphasie entwickelt, während das räumlich-örtliche Orientierungsvermögen auffällig lange erhalten bleibt.

Bei der Alzheimer-Krankheit, einer anderen Form der präsenilen Demenz, ist das rasche Auftreten eines „aphasisch-apraktisch-agnostischen Syndroms" (vgl. S. 46) charakteristisch: Angehörige müssen den Kranken bei der Untersuchung an- und ausziehen, weil dieser es z. B. nicht mehr fertigbringt, den Schnürsenkel zu binden oder das Hemd zuzuknöpfen. Die sehr viel häufigere arteriosklerotische Demenz tritt – auf das Lebensalter bezogen – meist viel später als diese präsenilen Formen in Erscheinung, und sie verläuft auch viel protrahierter, wobei phänomenologisch das sog. Achsensyndrom der Merkschwäche und Affektlabilität im Vordergrund steht. Der Kranke bricht beim Bericht von den Prügeln, die er als Kind vom Leher erhalten hat, in Tränen aus, er läßt sich aber sofort durch die Frage, ob er auch Fußball gespielt habe, ablenken. Eine mißmutige Verstimmung mit leichter Reizbarkeit ist vorherrschend und mit einer geringen Belastbarkeit verbunden. Dies kommt auch in der großen Anzahl von äußerst hartnäckig geklagten körperlichen Beschwerden zum Ausdruck, wobei Schlaflosigkeit an erster Stelle steht. Die Gedächtnisausfälle betreffen u. a. den aktuellen Nahraum, sie erstrecken sich sekundär aber auch auf weiter zurückliegenden Erinnerungsstoff, sobald zu dessen Reaktualisierung eine Konzentrationsleistung erforderlich ist. Vor der räumlichen wird die zeitliche Orientierung unzuverlässig, das Urteilen verläuft aber insgesamt noch relativ lange in logischen Bahnen.

Die senile Demenz tritt am spätesten auf. Einer „toleranten" Umgebung kann sie u. U. lange verborgen bleiben, auch wenn die häusliche Verwahrlosung des Kranken bereits ein erhebliches Ausmaß angenommen hat. Meist ist ein akuter Zwischenfall der unmittelbare Anlaß der Klinikeinweisung, etwa ein Verwirrtheitszustand, bei dem der Kranke, trotz Kälte nur mit einem Hemd bekleidet im Garten hinter seiner Wohnung umherirrt und Fragen nach seiner Identität nicht beantworten kann. Die psychopathologische Untersuchung deckt dann rasch das massive Ausmaß der bestehenden kognitiven Ausfälle auf: das Erleben ist auf die Aktualität der momentanen Befindlichkeit eingeengt.

2.2 Psychopathologische Störbilder des Integrationsmangels

Integration als Bewußtseinsleistung ist dasjenige psychische Strukturierungsprinzip, dem wir es zu verdanken haben, daß trotz der ständig fortschreitenden Auflösung des Erlebens in Begriffen das Bewußtsein als ein einheitliches und stabiles Ganzes gegeben ist. Der Erlebenskreis, der sich in den Begriffen auf die Gegenstandswelt hin öffnet, wird in der affektiven Bedeutungsentnahme im Subjekt zusammengeschlossen; wir haben im Sinne dieser Leitvorstellung Integrierung und Differenzierung als einander komplementäre Strukturierungsprinzipien vorgestellt (S. 26 ff.) und damit begründet, daß die Störung des einen Strukturprinzips sekundär eine Störung des komplementären Prinzips bedingt. Am Beispiel des Schwachsinns und der Demenz haben wir ebenso wie bei den Primitivreaktionen gesehen, daß die kognitive Einbuße, welche die primäre Störung des Differenzierungsprinzips zum Ausdruck bringt, sekundär mit affektiven Störungen verbunden ist, die gelegentlich ein derartiges Ausmaß erreichen, daß sie phänomenologisch im Vordergrund stehen. So wird z. B. von einem „affektiven Ausnahmezustand" gesprochen, womit aber – primär – der Abbau des Denkens gemeint ist, der die strukturelle Störung bei den Primitivreaktionen darstellt. Ganz ähnlich finden sich beim primären Integrationsmangel, der als Störung der affektiven Bedeutungsentnahme die im Subjekt garantierte Einheitlichkeit und Stabilität des Erlebens in Mitleidenschaft zieht oder ganz aufhebt, sekundär immer auch kognitive, die Differenzierungsleistung betreffende Ausfälle.

Greifen wir als Beispiel für einen entwicklungsbedingten Integrationsmangel die gemütsarme Psychopathie heraus, so ist die weit verbreitete Annahme, daß es sich bei diesen abnormen Persönlichkeiten um Menschen handelt, die zwar viel denken – „Intelligenzbestien" sind –, aber wenig oder gar nichts fühlen, falsch. Die vorstehend erwähnte Vorwegnahme geht auf Schneider (1936 und 1962) zurück, der von diesen gemütsarmen Psychopathen gesagt hat, daß sie „stahlharte Naturen" sind, die „über Leichen gehen". Schneider hat den Gegensatz von Gemütlosigkeit und hervorragender Intelligenz besonders hervorgehoben, so daß es kein Zufall ist, wenn sich dabei die Gedankenverbindung mit Marsmenschen einstellt, deren Computerkopf tatsächlich nichts empfindet (vgl. S. 27). Im Bewußtsein ist das hier vorausgesetzte Denken ohne Fühlen nicht möglich, und deshalb ist die affektive Dürftigkeit bei dieser abweichenden Persönlichkeitsartung mit einer ihr korrespondierenden Defizienz begrifflicher Art verknüpft, was natürlich nicht ausschließt, daß auf bestimmten Gebieten hervorragende Intelligenzleistungen erbracht werden. Damit soll gesagt werden, daß Intelligenz und Gemüt ganzheitlich und aufeinander bezogen sind; eine hervorragende Begabung beim Ausrechnen der Zinseszinsen stellt keinen hinreichenden Grund für die Annahme einer guten Intelligenz dar. Der französische Psychologe Janet (1932) hat darauf hingewiesen, daß der Abschluß der Intelligenzentwicklung im Erreichen des Sozialverständnisses besteht.

Die Störbilder des Integrationsmangels, die hier besprochen werden sollen, sind folglich nicht als ein Mangelzustand zu begreifen, der – isoliert – nur das Fühlen oder das Gemüt betreffen und das Denken oder die Intelligenz gleichzeitg völlig intakt lassen würde. Die Abgrenzung des Integrationsmangels – sei es, daß er wie bei der Psychopathie von vornherein besteht, sei es, daß er sich wie bei der Psychose zerfallsbedingt sekundär ergibt – vom Differenzierungsmangel ist gleichwohl berechtigt. Diese Berechtigung ist darin gegeben, daß es einen wesentlichen Unterschied bedeutet, ob die Störung primär am Subjekt- oder am Objektbezug des Erlebens ansetzt. Im ersten Fall zieht sie die Einheitlichkeit und Stabilität des Erlebens in Mitleidenschaft, kommt – formal gesehen – von „innen" und beruht deshalb auf Gründen, die andern prinzipiell verschlossen bleiben; im zweiten Fall setzt die Störung „außen" an und kann – wie dies am Beispiel der Primitivreaktionen gezeigt wurde – ggf. verstehend nachvollzogen werden. Es wurde hervorgehoben, daß die Beteiligung des Fühlens am Abbau stets dem jeweiligen Thema des Erlebens entspricht, woran sich auch nichts ändert, wenn der Erlebende mit diesem Thema die Wirklichkeit verfehlt. Beim Erlebenszerfall ist dies anders; hier wird die Wirklichkeit verfehlt, weil im Fühlen das Thema des Erlebens nicht mehr in adäquater Weise getroffen wird, und diese Dissoziation ist zutiefst für den Zerfall bezeichnend.

2.2.1 Störungen der affektiven Persönlichkeitsentwicklung und Zerfall des Gemüts – Psychopathie und Psychose

Das in diesem Abschnitt zu besprechende chronische Defizit des integrierenden Strukturprinzips gehört in den linken oberen Quadranten unseres graphischen Schemas (Abb. 5), wobei auch hier wieder in der schematischen Darstellung unberücksichtigt bleibt, daß ähnlich wie bei Abb. 4 zwischen Störungen der Entwicklung der Persönlichkeit und Störungen der entwickelten Persönlichkeit nicht unterschieden wird.

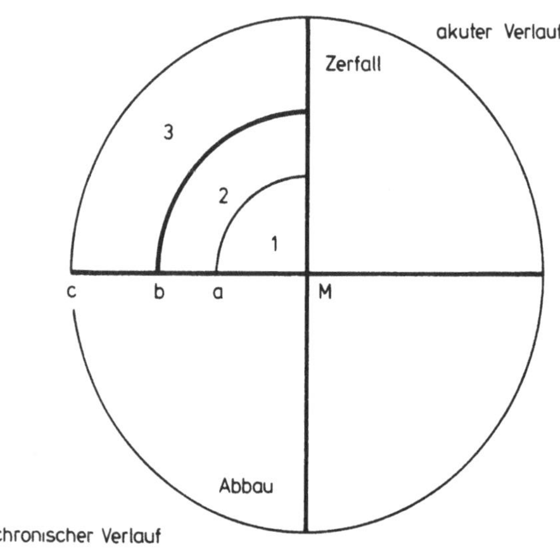

Abb. 5. Schema des Persönlichkeitszerfalls und des Integrierungsmangels. *M* und *a–b–c* wie Abb. 2; *1* Stufe des „normalen" Persönlichkeitszerfalls/Integrierungsmangels (psychotische Prodromalstadien/neurotische Persönlichkeitsakzentuierung), *2* Stufe des quantitativ abnormen Persönlichkeitszerfalls/Integrierungsmangels (Heboid, leichter Defekt/infantil-egozentrische Psychopathie), *3* Stufe des qualitativ abnormen Persönlichkeitszerfalls/Integrierungsmangels (Psychosen/frühkindlicher Autismus)]

Wir wollen die hier zu untersuchenden Störungen der Persönlichkeitsentwicklung mit der Bezeichnung „Psychopathie" zusammenfassen, Psychopathie also als affektive Entwicklungsstörung dem Schwachsinn als intellektueller Entwicklungsstörung gegenüberstellen; für den Persönlichkeitszerfall wählen wir - als Pendant zum Begriff der Demenz - die Sammelbezeichnung „Psychose", wobei wir uns darüber im klaren sind, daß die Vorstellungen, die i. allg. mit den Begriffen Schwachsinn und Demenz verknüpft werden, sehr viel deutlicher sind als die Vorstellungen, die man mit den Begriffen Psychopathie und Psychose gewöhnlich verbindet. Diese Begriffe stehen auch nicht in einem ähnlich evidenten Verhältnis zur Integration als dem hier gestörten Strukturierungsprinzip wie Schwachsinn und Demenz zum kognitiven Strukturierungsprinzip der Differenzierung. Da aber keine ähnlich eingeführten Begriffe zur Verfügung stehen, bleibt uns keine andere Wahl, als aus der Not eine Tugend zu machen und zu hoffen, daß sich diese geschichtlich mannigfach vorbelasteten Begriffe durch die strukturale Betrachtungsweise vielleicht in der einen oder anderen Hinsicht etwas regenerieren lassen.

Dazu sind einige Vorbemerkungen erforderlich: Es ist kein Zufall, daß wir in Analogie zu Schwachsinn und Demenz hier von Psychopathie und Psychose sprechen. Wir tun dies, weil wir von vornherein ebensowenig eine Vielzahl unterschiedlicher Psychopathentypen erwarten, wie wir - von der strukturalen Betrachtungsweise her - zu einer Typologie des Schwachsinns gelangt sind; wir haben lediglich eine quantitative Abstufung gefunden, deren schwerste Form psychopathologisch als psychische Krankheit zu bezeichnen ist. Ferner soll uns der Ausdruck „Psychose" auch nicht zu dem Denken in ätiologischen oder pathogenetischen Bahnen hinführen, das üblicherweise im Begriff der psychischen Krankheit miteingeschlossen ist. Wir halten uns vielmehr streng an unsere ausschließlich strukturale Leitidee, und deshalb bezieht sich die Einheitlichkeit des Erscheinungsbildes dieser Störungen, wie wir sie erwarten, auf nichts anderes als auf eben diese formale Betrachtungsweise. Zu der mit einer Reihe großer Namen verbundenen, aus der sog. romantischen Epoche der Psychiatrie stammenden Frage der „Einheitspsychose" wird hier also nur insoweit Stellung genommen, als deren Diskussion innerhalb des Horizonts strukturaler Gesichtspunkte bleibt. Innerhalb dieses Horizonts ist eine weitere Einengung erforderlich, weil hier lediglich diejenigen psychischen Krankheiten als „Psychose" bezeichnet werden sollen, die sich als eine Folge der Desintegration der entwickelten Persönlichkeit einerseits von der Psychopathie und andererseits von den Störbildern des Differenzierungsmangels abheben lassen.

Die in vieler Hinsicht bestehende nahe Verwandtschaft der Ergebnisse dieser strukturalen Betrachtungsweise mit den in das Konzept der Einheitspsychose eingebrachten Gedanken ist selbstverständlich nicht zu übersehen, und als historisches Faktum ist von Interesse, daß sogar Kraepelin (1920) Zweifel an der durchgehenden Gültigkeit der von ihm systematisierten - und seither zu einer Art von Grundlage der traditionellen Psychiatrie gewordenen - Zweiteilung der Psychosen im engen Sinne in einen zyklothymen und schizophrenen Formenkreis geäußert hat. Bei der wissenschaftlichen Diskussion der „Einheitspsychose" hat Kraepelin, den man generell als eine „Säule" der deutschsprachigen Psychiatrie bezeichnen kann, in gewisser Weise die Bedeutung eines „Scharniers". Vor ihm sind die Namen Zeller, Griesinger, Neumann und Kahlbaum mit dem Konzept der Monopsychose verknüpft; Kraepelin setzte diesen in sich divergierenden Lehren ein festgefügtes nosologisches System entgegen, das der Psychiatrie über die Genzen Deutschlands hinaus seinen Stempel aufgedrückt hat. Nach Kraepelin haben vor allem Janzarik (1969) und Rennert (1965) diesen Faden wieder aufgegriffen, ersterer mit der Leitidee der dynamischen Entgleisung als dem gemeinsamen Nenner aller Psychosen.

2.2.1.1 Psychopathie

So, wie der Differenzierungsmangel als formale Ursache des Schwachsinns das begriffliche Auflösungsvermögen in Mitleidenschaft zieht, so wirkt sich die Psychopathie als affektive Minusvariante hinsichtlich der Vereinheitlichung und Stabilisierung des Erlebens und der Persönlichkeit aus. Der Mangel an kohäsiver Kraft in der Konvergenz auf das Subjekt ist die Ursache für das die Psychopathie kennzeichnende Phänomen der Unfähigkeit, gefühlsmäßige Bindungen herzustellen, das Erleben in diesen Bindungen zu vereinheitlichen und zu stabilisieren und diejenige charakterliche Stetigkeit zu entwickeln, für die der Begriff des Gemüts repräsentativ ist. Auf den ersten Blick ist dies eine recht ungewöhnliche Definition der Psychopathie, wenn dieser Begriff mit dem Formenreichtum der systematischen bzw. unsystematischen Psychopathentypologie von Kahn (1928) oder Schneider (1962) in Verbindung gebracht und zusätzlich an die Konnotationen des Degenerativen, der Anlagebedingtheit und der Sozialschädlichkeit gedacht wird, die üblicherweise als wesentliche Begriffskonstituenten angesehen werden.

Offenbar haben jedoch diese typologischen Beschreibungen in den letzten Jahren immer mehr an Bedeutung verloren; sie verloren in dem Maße an Bedeutung, in dem der angloamerikanische Psychopathiebegriff an Bedeutung gewonnen hat. Danach wird der Psychopath als asozialer, durch seine Aggressivität gefährlicher und durch keine überdauernden Wertvorstellungen gebundener Mensch definiert, dem Schuldgefühle und beständige affektive Bindungen fehlen (McCord u. McCord 1956). Diesem Psychopathiebegriff kommt auch die Hoffsche Definition sehr nahe, wonach der Psychopath keine Liebe kennt, Spannungen nicht ertragen kann und von keiner Angst gehemmt wird. Hier handelt es sich um Begriffsfassungen, die bereits weitgehend mit unseren formal begründeten Erwartungen zur Deckung kommen. Allerdings wird durch den Hinweis auf asoziales oder antisoziales Verhalten eine Wertung in diese Begriffsbestimmung hineingebracht, die aus formaler Sicht etwas stört, und die dazu geführt hat, daß auch bereits von „Soziopathie" anstatt von Psychopathie gesprochen worden ist. Dieses begriffliche Merkmal ist jedoch – bei all seiner praktischen Bedeutung – nur sekundärer Natur, was z. B. daraus abgeleitet werden kann, daß es bei der quantitativ stärksten Ausprägungsform der Störung, der autistischen Psychopathie, fehlt.

Die autistischen Psychopathen – wir gebrauchen den Begriff gleichbedeutend mit dem Begriff „frühkindlicher Autismus" – sind einsame Menschen, die niemanden stören. Sie entwickeln geradezu eine Idiosynkrasie gegen jegliche gefühlsmäßige Bindung, und sie fallen daher durch ihre außerordentliche „Kälte" im Umgang mit anderen auf; als Kinder halten sie sich abseits, beteiligen sich nicht an den Spielen der anderen Kinder und erwekken den Eindruck, sich in einer völlig unzugänglichen privaten Welt abzukapseln. Gleichzeitig fällt auf, daß sie in einem Punkt sehr schnell, vorzeitig ihre Entwicklungsspanne durchmessen haben, sie zeigen – als Kinder bereits – eine merkwürdige Neigung, „bedeutungslos", formal-unpersönlich zu denken, wobei sie sich für logische Operationen als besonders begabt erweisen und sinnleere Neologismen gebrauchen.

Es ist ein seltener Zufall und sehr bemerkenswert, daß die beiden Autoren, die diese Störung als erste beschrieben haben, unabhängig voneinander dafür die gleiche Bezeichnung gewählt haben: Kanner im Herbst 1943 und Asperger im Frühjahr 1944. Liest man ihre Beschreibungen dieser Entwicklungsstörung, dann könnte man fast meinen, daß sie deduktiv von der Vorstellung eines die Bewußtseinsstrukturierung störenden Integrationsmangels im weiter oben erläuterten Sinn abgeleitet worden wären. Das außerordentlich eindrucksvolle Erscheinungsbild dieser Störung, das seither häufig beschrieben worden ist, läßt sich in der Tat völlig zwanglos aus der Annahme eines die Entwicklung in falsche Bahnen lenkenden Mangels an jener kohäsiven Kraft in der Konvergenz auf das Subjekt erklären. Die Bezeichnung „Autismus" wurde von Bleuler (1911) übernommen, der darunter den bei Schizophrenen zu beobachtenden Rückzug in ein ausschließliches Selbstsein verstand. Diese Patienten, die sich ähnlich abkapseln, wie dies die autistischen Kinder tun, erwecken den Eindruck, daß sie sich vermehrt mit sich selbst beschäftigen und deswegen kein Interesse daran haben, mit andern Menschen Verbindung aufzunehmen.

Dieser Eindruck täuscht insofern, als sich dieses Phänomen so deutlich, wie man dies nur erwarten kann, von jener ebenfalls gut bekannten Einstellung unterscheidet, bei der tatsächlich eine exzessive Konzentration des Interesses auf die eigenen Belange zu beobachten ist. Es handelt sich dabei um die als „egozentrisch" bekannte Einstellung, die ein normales Durchgangsstadium der menschlichen Entwicklung bei Kindern zum Ausdruck bringt, und die im übrigen auch unter abnormen Bedingungen gefunden wird. Der Ausdruck „egozentrisch" bezeichnet das Phänomen nicht sehr präzise – gemeint ist vielmehr ein ungenügendes Auseinanderhervorgehen von Ich und Welt –, er ist aber eingeführt und soll daher hier auch weiter verwandt werden. Die damit verbundene affektive Grundeinstellung ist im Gegensatz zum Autismus lediglich im Hinblick auf das Vorzeichen auffällig; das ungenügende Auseinanderhervorgehen von Ich und Welt wird als die Ablenkung der Gefühle für andere auf die eigene Person interpretiert und als Gefühlsarmut empfunden, wobei die Tendenz besteht, nur altruistisches Fühlen als solches anzuerkennen. Struktural ist dazu indessen nicht die geringste Veranlassung gegeben, struktural imponiert diese Einstellung als ein defizitäres Fühlen, das die eigene Person genau so betrifft wie die Anteilnahme an andern: der egozentrische Psychopath liebt sich selbst genau so unvollkommen wie die andern, zu der autistischen Gefühlsleere besteht ein deutlicher Abstand.

Das extreme Gefühlsdefizit des Autisten stellt die der Stufe 3 unseres Schemas (Abb. 5) zuzuordnende, stärkste Ausprägungsform des entwicklungsbedingten Strukturmangels dar, die daher auch oft als schizophrenieähnlich bezeichnet wird. Das in dieser Gefühlsleere begründete Fehlen ichgerichteter Interessen erklärt das Ausbleiben jener sozialgefährlichen Profilierung des Werdeganges, das dem „normalen" Psychopathen in seiner affektiven Unvollkommenheit die Qualifikation als „Gesellschaftsfeind" eingetragen hat. „Asozial" sind die autistischen Psychopathen indessen in dem Sinne, daß sie – nicht selten in verletzender Weise – alle Bezugspersonen auf Distanz zu halten versuchen. Dies erklärt sich im Hinblick auf die Mühe, die sie haben, in ihrem Erleben integrative Bindungen herzustellen. Das ihnen adäquate Milieu ist das affektive Vakuum; ihr Stil ist unpersönlich, manchmal skurril, für andere, die sich um sie bemühen, verletzend.

Der autistische Psychopath spricht und schaut indessen nicht nur am andern vorbei, auch die eigene Lage berührt ihn erst von dem Punkt an, wo die trotz der Störung erreichte – minimale – Integration, Bindung in Frage gestellt wird: Wird er aus der Umgebung entfernt, an die er sich als kleines Kind gewöhnt hat, kann es zu einer Art von Heimwehreaktion kommen. Da sonst kein persönlicher Kontakt zu Menschen und Dingen aufgenommen wird, kann man sich vorstellen, daß der Verlust der Umgebung für den Autisten schwer zu ertragen ist, auch wenn das eigene Sein sonst mit erstaunlicher Distanz ins Auge gefaßt wird und das autistische Kind z. B. einem Tadel mit interessierter Genugtuung zuhört, die Liste seiner ihm vorgehaltenen Fehler noch mit einer provozierend wirkenden Pedanterie vervollständigt. Das, was Asperger (1968) beim autistischen Psychopathen als Instinktmangel gedeutet hat, ist die Unfähigkeit zur affektiven Bedeutungsentnahme, ist die Schwäche des im Bewußtseinssubjekt erfolgenden Zusammenschlusses des Erlebens. Das hartnäckige Festhalten am Gewohnten, mit dem alles Neue vermieden wird, verrät das Ausweichen vor der Aufgabe, sich durch Bedeutungen an die Objektwelt zu binden. Da sich in diesen Bindungen auch der eigene Standpunkt festigt, bewirkt ihr Fehlen bei den Autisten eine Schwäche des Identitätsbewußtseins, dergegenüber der Eindruck entsteht, diese Menschen hätten es gelernt, vollkommen von sich selbst abzusehen.

Während also die Autisten hinsichtlich des Subjektbezugs ihres Erlebens am Anfang der Entwicklung stehengeblieben sind, haben die „egozentrischen" Psychopathen die

Entwicklung nur bis zu einem kindlichen Stadium durchmessen. Hat man es mit ihnen zu tun, dann entsteht der Eindruck, daß sie grundsätzlich *nie* von sich absehen können. Dies ist wohl auch so, da bei ihnen Ich und Welt nur unvollkommen auseinander hervorgegangen sind; so, wie das Ich dieses unreifen Denkens und Fühlens infolgedessen „weltdurchsetzt" ist, so ist ihre Objektwelt „ichdurchsetzt". Unreife ist in diesem Sinne sowohl ein Kennzeichen dieses Ich als auch der Welt, zu der es im Bewußtsein gehört. Wir haben diese Besonderheit dem „infantil-egozentrischen Charakter" zugeordnet (Luthe 1971) und dabei besonders auf die kriminologische Relevanz der Störung hingewiesen; letztere kann als Abgrenzungsmerkmal zum sog. psychischen Infantilismus (Lasègue 1884) dienen. Die Rücksichtslosigkeit, mit der Menschen dieser Wesensart momentanen Impulsen nachgeben, verstößt genauso gegen eigene wie gegen fremde Interessen. Daher stellt es auch keinen Widerspruch dar, diese Erlebensbesonderheit durch schwachen Subjektbezug und Egozentrik zu charakterisieren.

Diese Art von Psychopathie ist unter der Bezeichnung „moral insanity" bereits in der 1. Hälfte des vorigen Jahrhunderts sehr prägnant von Prichard (1835) beschrieben worden, und dieser Begriff beeinflußte nachhaltig das angloamerikanische Psychopathieverständnis. Prichard verstand darunter eine Form geistiger Zerrüttung, „bei der die intellektuellen Funktionen kaum oder gar nicht geschädigt sind, während die Störung hauptsächlich oder ganz auf dem Gebiet des Fühlens, des Temperaments und der Gewohnheiten liegt".

Das Paradoxe, was der Begriffsfassung des „moralischen Schwachsinns" in der deutschen Übersetzung anhaftet und das dazu geführt hat, daß sich dieser Begriff in der deutschsprachigen Psychiatrie nicht nur nicht durchgesetzt hat, sondern z. T. heftig angefeindet wurde, ist leicht aufzuzeigen: die Eigenbedeutung des Begriffs „Schwachsinn" ist so stark, daß ihre Einschränkung als „moralisch" um so weniger wahrgenommen wurde, als hier eine recht heterogene Mischung vorgenommen worden zu sein scheint. Da die Probanden, wie Prichard ja selbst betont, in der Regel nicht im üblichen Sinn schwachsinnig sind, wirkt diese Bezeichnung befremdend; aus strukturaler Sicht ist es dagegen nicht befremdend, ein „moralisches" Defizit als intellektuelles und affektives Problem aufzufassen. Daß diese Probanden - wie gesagt – sich selbst ebenso unvollkommen wie ihre Nächsten lieben, beruht auch darauf, daß sie sekundär zur Schwäche des Subjektbezugs ihres Erlebens nicht begreifen, kognitiv nicht erfassen, daß sie nicht nur fremden, sondern auch eigenen Interessen schaden, denn das entwickelte Erleben ist – nach einer Formulierung von Kaplan (1972) – derart gemeinschaftsbezogen, daß darin den Interessen des einzelnen am besten gedient ist, wenn gleichzeitig den Interessen anderer Rechnung getragen wird. Die forensische Erfahrung zeigt, daß noch so unliebsame Erfahrungen, die dieser egozentrische Psychopath im Verlauf seiner kriminellen Karriere macht, nicht geeignet sind, ihm die bessere Einsicht zu vermitteln; verhaltensbestimmend wird immer wieder ein im Denken und Fühlen auf den Ort und den Augenblick der jeweiligen Situation eingeengtes Erleben.

Die Besonderheiten dieses Erlebens bestehen in affektiver Hinsicht in den Manifestationen einer unreifen, oft sehr heftigen Gefühlshaftigkeit des Erlebens, dem die typische „bindende", gemüthafte Qualität dagegen fehlt. Das emotionale Engagement ist stets kurzfristig oder ganz und gar einseitig, es läßt gelegentlich „sentimentale" Züge erkennen. Vorwegnahmen und unsachliche Meinungsäußerungen kennzeichnen das Urteilen; der eigene Standpunkt wird nicht relativiert, das „Gewissen" fehlt und kann deshalb durch nichts erschüttert werden. Gleichzeitig wird mit geradezu mimosenhafter Empfindsamkeit darüber gewacht, daß auf die vermeintlichen eigenen Rechte nicht der geringste Schatten fällt. Der Proband deutet mit dem Finger auf die verzweifelte Mutter, deren Sohn er durch Genickschuß getötet hat, als diese wegen seines gemütskalten Verhaltens die Beherrschung verliert und – während sie schluchzend den Gerichtssaal verläßt – murmelt: „Den bring' ich um!" Dazu äußert er in Richtung auf die Richterbank: „Das da ist auch nicht schön, Herr Richter!"

Die Intoleranz gegenüber Spannungen als Hinweis auf die Integrationsschwäche hat der egozentrische Psychopath mit dem Säugling gemeinsam. Dieser - normale - frühkindliche Egozentriker braucht nur laut genug zu schreien, um seine Umgebung sogleich zu mobilisieren und zur umgehenden Abstillung seiner Bedürfnisse zu veranlassen. Die Erlebensausrichtung des egozentrischen Psychopathen ist ähnlich einseitig, er verfügt aber nur in Ausnahmefällen über eine Umgebung, die toleriert, daß er sich mit den erweiterten Möglichkeiten des Erwachsenen, seiner Erlebensstruktur Ausdruck zu geben, weiterhin in aller Unbefangenheit wie ein Säugling benimmt. Im allgemeinen rühren seine Schwierigkeiten daher, daß man ihm eben nicht nachsieht, im primären Motivationssystem des kleinen Kindes steckengeblieben zu sein. Das Fehlen eines sekundären Motivationssystems verwehrt es ihm, die Erledigung aktueller Bedürfnisse in der erforderlichen Weise aufzuschieben. Für die Entscheidung, aktuelle Unlust zu ertragen, um dadurch spätere und ungleich größere Unlust abzuwenden, ist er weder affektiv noch kognitiv gerüstet.

Diese Frustrationsintoleranz engt ihn auf das Hier und Jetzt der jeweiligen Situation ein, und dies stellt eine Disposition für impulsiv-kurzschlüssige Reaktionsweisen aller Art dar. Hierbei verwundert die hohe Zahl von Selbstmordversuchen bei den egozentrischen Psychopathen um so weniger, als auch die Umkehr der Aggressionsrichtung gegen das eigene Ich insofern vorprogrammiert ist, als Ich und Welt im egozentrischen Erleben - wie mehrfach ausgeführt - nur unvollkommen auseinander hervorgegangen sind. Alles, was der egozentrische Psychopath erlebt, ist in hohem Maße „ichdurchsetzt", und daher überrascht auch nicht, daß in seinen kindlich unernsten Todesphantasien Genugtuung darüber eine Rolle spielt, daß er sich die Bestürzung der Umgebung vorstellt. Er will diese Umgebung dafür bestrafen, daß sie ihm nicht zu willen war: die Logik des Kindes, das sich an dem Gedanken ergötzt, wie schlecht die Eltern dastehen werden, wenn es infolge ihres „uneinsichtigen" Verhaltens gestorben sein wird. Bei den egozentrischen Psychopathen bleibt es wahrscheinlich deshalb immer beim Selbstmord*versuch* - Selbstmordhandlungen sind äußerst selten - weil die seelischen Spannungen, bevor sie ein suizidales Ausmaß erreichen, längst beseitigt sind.

In diesen phänomenologischen Zusammenhang gehört auch die immer wieder anzutreffende Reaktionsweise der Betroffenen, alles einfach stehen und liegen zu lassen, wenn sie sich in einer Situation beengt fühlen. Darin zeigt sich erneut jenes „Unverwurzeltsein", das als Bindungslosigkeit eine Wesenseigenschaft des egozentrischen Psychopathen darstellt, in der er sich bei aller sonstiger Verschiedenheit mit dem autistischen Psychopathen vergleichen läßt. Lebensgeschichtliche Situationen, zwischenmenschliche Beziehungen, übergeordnete Wertvorstellungen sind in gleicher Weise betroffen. Kommt es trotz der egozentrischen Intoleranz zu einer längerdauernden Partnerschaft, dann ist beim Partner die besondere Fähigkeit vorauszusetzen, sich despotisch beherrschen zu lassen. Dem unterjochten Partner wird die Rolle der brustgebenden Mutter zudiktiert, und Widerspruch wird mit Aggressionsausbrüchen geahndet. Über einen Probanden, der auf diese Weise seine Freundin veranlaßt hatte, das gemeinsame, 10 Tage alte Kind in einen Fluß zu werfen, sagte die Mutter: er macht alles, was er will; man darf ihm nicht widersprechen. Er ist lieb, nett. Er ist ein sehr braves Kind, ein Schatz, aber wenn er in Wut gerät, kennt er sich nicht mehr. Er wirft alles hin und schluchzt danach wie ein kleines Mädchen!

In der Selbstdarstellung wird die eigene Situation allen Schwierigkeiten zum Trotz in rosigem Licht dargestellt, die eigene Vorzüglichkeit wird nicht im mindesten in Zweifel gezogen. Ihr aggressives Ausbrechen aus äußerem Ordnungszwang ist in ihren Augen immer berechtigt, auch wenn sie sich dabei eines Revolvers bedienen und das Opfer der eigene Vater ist. Strafen und disziplinarische Maßnahmen erweisen sich bei dieser Ausgangslage regelmäßig als wirkungslos. Es ist allerdings darauf hinzuweisen, daß es den infantil-egozentrischen Psychopathentyp in unterschiedlicher quantitativer Ausprägung gibt. Er geht in seiner Abschwächung in den Bereich der normalen Schwankungsbreite menschlichen Wesens (Stufe 1 des graphischen Schemas) über. Die formale Spezifität des Phänomens tritt dann aber bereits weitgehend zurück.

Der Übergang vom – normalen – „kindlichen Egozentriker" zum sozusagen zwischen „Ego" und „Welt" ausbalancierten Erwachsenen kann verzögert vor sich gehen, wobei aus ungeklärten Gründen Erziehung durch die Großmutter mütterlicherseits eine ursächliche Bedeutung haben kann (Hutschenreuter 1978). Die Modalitäten des Erlebens während dieser „Übergangszeit" sind psychopathologisch von Interesse und sie spielen auch in der forensischen Psychiatrie eine große Rolle, weil sie erfahrungsgemäß eine ganz erhebliche kriminogene Bedeutung erlangen können.

Der überstarke Einfluß vorbewußter Schemata des Erlebens, der sich im Alles-oder-nichts-Charakter der jeweiligen Einstellung oder in der Einengung auf den zufälligen Ort und die Aktualität des Erlebens auswirkt, begründet das Fehlen eines sicheren eigenen Standpunkts mit reflektorischer Distanz und Einsicht in die Bedingtheit der persönlichen Freiheit, wie sie die autonome Persönlichkeit kennzeichnen. Auch älterwerdend wirken diese Menschen immer noch jugendlich-unreif; ihre Umgangsformen, ihre Überzeugungen und sogar ihr physischer Habitus entsprechen nicht der Altersnorm. Man müßte die sehr heterogenen Einflüsse, aus denen sich ihre Vorstellungswelt aufbaut, genau kennen, um die Unausgewogenheit des Ganzen erklären zu können. Es handelt sich um eine Vorstellungswelt aus einem Konglomerat von Eindrücken sehr suggestiver Art, die in ihrem (nach Conrad) „anmutungshaften" Charakter intensiv gefühlsauslösend wirken und nur ein sozusagen „dumpfes" Bewußtsein mit „verschwommenen" begrifflichen Zusammenhängen erlauben. In ihrem ständigen Wechsel sind sie nicht geeignet, die Persönlichkeit haltgebend auszufüllen; das Erleben, das ihnen entspricht, ist unverbindlich, „extremistisch": der Persönlichkeit fehlt gewissermaßen die Mitte, die zwischen den Extremen ausgleicht. Daß solche Menschen von einem Extrem ins andere fallen, nacheinander Saulus, Paulus und wieder Saulus sind, läßt ihre Labilität als konstantes Wesensmerkmal hervortreten, gelgentlich auch ihre Gefährlichkeit.

Dieser Entwicklungsstand am Übergang vom jugendlichen zum erwachsenen Erleben bringt im Fehlen fester Bindungen, die als Kennzeichen eines eigenständig durchgestalteten Erlebens nicht mit rezipierten Überzeugungen gleichzustellen sind, einen Mangel an Stetigkeit und Festigkeit mit sich, die nicht mit dogmatischer Starre zu verwechseln sind. An die Stelle dieser inneren Festigkeit tritt die Suche nach einem äußeren Rahmen als Ersatz, wobei für Jugendliche die Gruppe eine große Rolle spielt, weil sie den sonst vermißten Halt bietet. In der Gruppe finden sich die Leidensgenossen im Bestreben zusammen, sich von den andern abzugrenzen. Der vorläufige Mißerfolg bei der Identitätssuche verhilft allen Gruppenmitgliedern gleicherweise zu einer Art von kollektiver Pseudoidentität, in der sich die einzelnen stark fühlen, weil sie durch keine feste Hierarchie in Frage gestellt werden; statt dessen wird auf die Einhaltung bestimmter Rituale geachtet, denen sich jeder freiwillig unterwirft, da sie zu dem kollektiven Sicherheitsgefühl beitragen, das – mit der persönlichen Autonomie – jedem für sich genommen fehlt. Die Freiheit, die hier – meist sehr lautstark – reklamiert wird, ist also teilweise noch eine Art von „Narrenfreiheit", und die Identifizierung mit der Gruppe überlagert die typische Schwäche des Selbstbewußtseins. Sie beeinflußt jene Bemühungen, sich von den andern abzugrenzen, indem aus der Schwäche eine scheinbare Stärke gemacht wird: das Kollektiv wird zum „Verstärker". Es provoziert eine expansive Übersteigerung dieses trügerischen Sicherheitsgefühls, die nicht selten außerordentlich aggressiv ist. Gerade diese Übersteigerung, wie sie beim kollektiven Rowdytum gelegentlich auch eine politische oder ideologische Akzentsetzung erkennen läßt, ist ein Zeichen für das Fehlen eines gefestigten Persönlichkeitsgrundes beim einzelnen. Dieses Durchsetzungsbemühen „um jeden Preis" hat seine expansive Kraft gewöhnlich nur, wenn der Rückhalt in der Gruppenidentität besteht.

Das Bewußtsein der kollektiven Identität ist – wie gesagt – stark gefühlsträchtig, und dies verleiht jenen Abgrenzungsbemühungen manchmal einen fast triebdranghaften Charakter, und auch dort, wo die Zielsetzung allgemeiner ist, erkennt man das irrationale Prinzip, das dahintersteht, an ihrer Divergenz ins Anonyme. Die andern, denen die Abgrenzungsbemühungen gelten, die man aus dem Felde schlägt, interessieren keinesfalls als Einzelpersonen mit einem persönlichen Schicksal, sondern – ihrerseits – als Angehörige von (Rand-)Gruppen (Homosexuelle, Stadtstreicher, Ausländer) oder – in bestimmten Fällen – sozialen Klassen bzw. eines bestimmten „Systems". Der Haß gilt in diffuser Weise einem für Projektionen geeigneten Konstrukt, nicht einer lebendigen Person.

Die Psychopathentypologien der traditionellen Psychiatrie sind nicht beim Begriff des „Gesellschaftsfeindes" stehen geblieben. Dem Typ des egozentrischen Psychopathen, der als gemütlos-bindungsschwach zu charakterisieren ist, wurde eine ganze Reihe anderer Psychopathentypen an die Seite gestellt, wobei aber meist darauf verzichtet wurde, ein durchgehendes taxonomisches Prinzip aufzuzeigen. Dies hat Folgen gehabt: das Fehlen eines solchen Prinzips erklärt, warum bei diesen Typisierungen Wertungsgesichtspunkte eine so große Rolle gespielt haben, was der Kritik Tür und Tor öffnete (Kallwass 1969). – Schneider (1936) wies zwar ausdrücklich daraufhin, daß der Entscheidung, wann eine Persönlichkeit als „abnorm" gelten solle, keine an einem Idealbild – Goethe, Franziskus, Bismarck – ausgerichtete Wertnorm zugrunde gelegt werden dürfe; der Psychiater solle sich an einer „wertfreien Durchschnittsnorm" orientieren. Man muß aber bezweifeln, ob das, was dem Psychiater als „eine gewisse Durchschnittsbreite menschlicher Persönlichkeiten vorschwebt", nicht doch in ganz erheblichem Maße wertbestimmt und von Ort zu Ort verschieden ist, zumal diese „schwebende" Vorstellung sich nicht „errechnen und in Zahlen festlegen" läßt.

Bezüglich der von Schneider (1936) typisierten Gruppen des Heiligen, großen Dichters und Verbrechers fällt auf, daß die beiden erstgenannten in der psychiatrischen Praxis äußerst selten, die letztgenannte dagegen – je nachdem, was man unter „Verbrecher" verstehen will – ziemlich häufig vorkommen. Schneider hat selbst nachdrücklich auf die Willkür der Entscheidung im Einzelfall hingewiesen; es ist durchaus möglich, daß man nach jahrzehntelanger Erfahrung bei der Untersuchung sog. Verbrecher immer noch nicht über jene „Tatsachen" verfügt, aus der sich die Durchschnittsnorm wertfrei ermitteln ließe. Es gibt allerdings die Erfahrung, daß man eine Psychopathie in der Praxis auch ohne Bezug auf irgendeine Durchschnittsnorm diagnostizieren kann, nämlich so, wie man dies auch bei Psychosen tut. In all den Fällen, bei denen wegen eines besonderen Charakterzuges oder einer Verhaltensabsonderlichkeit die Frage auftaucht, ob hier möglicherweise eine Psychopathie vorliegen könne, liegt keine Psychopathie vor. Wenn eine Psychopathie wirklich vorliegt, dann taucht diese Frage nicht auf: die diagnostische Zuordnung ergibt sich mit unmittelbarer Gewißheit. Diese Klarstellung ist viel besser als jede noch so gelungene typisierende Beschreibung geeignet, diagnostische Quälerei und gutachterlichen Unfug zu verhindern, weil derartige Beschreibungen – deren Wert für die Charakterologie in keiner Weise bestritten werden soll – gerade bei den weniger erfahrenen Beurteilern eine Erwartung entstehen lassen, die sie dann sehr leicht in einer konkreten Untersuchungssituation erfüllt finden, auch wenn nur eine entfernte Analogie zwischen dem wirklich Beobachteten und dem in der wissenschaftlichen Beschreibung Gemeinten besteht.

Selbstverständlich soll mit Vorstehendem die Brauchbarkeit der älteren Psychopathentypologien nicht in Bausch und Bogen bestritten werden; auf die Kritik, die ernsthaft vorgetragen wurde, muß aber auch ernsthaft geantwortet werden. Daß es sich z. B. bei den 10 Psychopathentypen, die Schneider sehr einprägsam beschrieben hat, keineswegs um praxisferne „Hirngespinste" handelt, braucht nicht eigens betont zu werden. Daß damit auch ein Stück Wirklichkeit getroffen wurde, geht u. a. daraus hervor, daß in der Vielfalt der teilweise lebensgeschichtlich mitbestimmten Prägnanztypen das *formale* Störprinzip des als Bindungslosigkeit zum Ausdruck kommenden integrativen Strukturmangels nachzuweisen ist. Dieser Strukturmangel ist hier weniger deutlich als beim autistischen oder infantil-egozentrischen Vollbild der Psychopathie, weil wir uns – auf das graphische Schema, Abb. 5, bezogen – damit bereits erheblich der Stufe der sich in der charakterlichen Vielfalt äußernden normalen Schwankungsbreite menschlichen Wesens annähern, was ja bedeutet, daß das überindividuell-allgemeingültige, *formale* Prinzip zurücktritt und die einmalig-individuellen Gesichtspunkte der privaten Lebensgeschichte an Bedeutung gewinnen. Hier wird das „Gemüt" – als Ort der Bindungen – durch die formale Störung nicht mehr in seinem Kern in Frage gestellt, und die Persönlichkeit ist nicht mehr, wie dies treffend formuliert wurde, „in der Wolle gefärbt", sondern bloß noch „gefleckt". Den Seinsbereichen, die hierbei von der Störung tangiert werden, entspricht nicht mehr ein Fühlen, das überindividuell, stammesgeschichtlich vorgeprägt ist, sondern ein der persönlichen Interessenlage korrespondierendes Fühlen.

Insoweit darf auch von der formalen Methode keine Erklärung erwartet werden, die sie ihrer Natur nach nicht leisten kann. Warum ein Mensch besonders mutig, ein anderer dagegen ein Angsthase ist, ergibt sich im wesentlichen wohl inhaltsdynamisch aus der im übrigen meist variablen Hierarchie persönlicher Interessen, zu der sich formal kaum noch etwas Belangvolles sagen läßt. Eines steht jedoch außer Frage, daß bestimmte formale Voraussetzungen erfüllt sein müssen, bevor inhaltliche Determinanten sich in dieser Art phänomenologisch auswirken können. Die Abklärung dieser formalen Voraussetzungen ist wichtig, wenn auf die Frage, inwieweit das So-Sein eines Menschen auf der „Umwelt" und inwieweit es auf der „Anlage" beruht, eine konkrete Antwort erwartet wird. Diese Frage ist auch von wesentlicher Bedeutung, denn – wie Schneider (1936) es formulierte – „die Behandlung und Begutachtung der abnormen Persönlichkeiten kann nur dann zielsicher und sinnvoll sein, wenn ihr Wesen klar erkannt wird". Die im wesentlichen *formale* Art der Störung zeigt sich bei den Psychopathentypen der depressiven, asthenischen, selbstunsicheren und willensschwachen Persönlichkeiten in der ihnen gemeinsamen Schwäche des kohäsiven Erlebenszusammenschlusses in einem Subjekt, gleichgültig, ob das damit verbundene Defizit an innerer Einheitlichkeit und Stabilität einmal mehr in der Labilität des eigenen Standpunkts beim Willensschwachen oder ein anderes Mal mehr in der Unfähigkeit, eine klare Entscheidung zu treffen, eine alte Position in eine neue zu integrieren, belastenden Anforderungen standzuhalten oder wie auch immer zum Ausdruck kommt. Bei den Typen der hyperthymen, explosiblen und querulatorischen Persönlichkeiten kommt der in der Integrationsschwäche gegebene Bindungsverlust „direkt" – in der unmittelbaren Inkohärenz des Erlebens und Tuns – und nicht in der reflektorischen Interpretation des Erlebens zum Ausdruck. Die Unschärfe all dieser und ähnlicher „Typen" verweist – wie gesagt – auf den bestimmenden Einfluß zufälliger inhaltlicher Gesichtspunkte, wie er auf der Stufe der normalen Schwankungsbreite schließlich so sehr im Vordergrund steht, daß hier Psychopathologie in Charakterologie übergeht.

2.2.1.2 Psychosen

Der von Anfang an bestehende Mangel an integrativem Zusammenhalt der sich entwikkelnden Persönlichkeit führt – je nach dem Umfang der Bindungsschwäche – zu den unterschiedlichen Abstufungen der Psychopathie. Hierbei erreicht der psychopathische Autismus als die schwerste Ausprägungsform der Störung die Bedeutung einer Geisteskrankheit (Stufe *3* des Schemas). Autismus als psychopathologisches Phänomen ist u. U. auch das Ergebnis des nachträglichen Verlusts dieses integrativen Zusammenhalts der Persönlichkeit, und dieser Verlust ist das fundamentale Störprinzip der Psychose. Das heißt aber nicht, daß das Erscheinungsbild der autistischen Psychopathie und dasjenige der Psychose einander zum Verwechseln ähnlich wären; die psychotische Desintegration und das psychopathische Nichtzustandekommen der vollen Integration als des normalen Entwicklungszieles unterscheiden sich hinsichtlich ihrer Voraussetzungen in einem ganz wesentlichen Punkt.

Indem die gestörte Entwicklung des Psychopathen als Vorgang auch gleichzeitig die psychopathische Entwicklungsstörung als Ergebnis ist, besteht das wesentliche psychopathologische Kennzeichen in einem Defizit: es fehlt etwas. Es fehlen die Persönlichkeitsanteile, die sich entwickelt hätten, wenn die Gewähr des integrativen Zusammenhalts gegeben gewesen wäre. In diesem Sinne kann von einer „negativen" Symptomatik gesprochen werden, von einem Defizit, das man sich allerdings nur vorstellen kann, wenn man diese psychopathischen Persönlichkeiten mit durchschnittlichen Menschen vergleicht; dem Psychopathen ist nie etwas verlorengegangen, weil er das, was der Psychotiker verliert, von vornherein nicht besaß. An der Symptomatik des Psychosekranken ist dagegen neben diesem „negativen" Anteil noch ein „positiver" Anteil zu berücksichtigen, in dem sich sozusagen das Schicksal jener Persönlichkeitsanteile, die sich vor Krankheitsbeginn bei voller Integration entwickelt hatten, jetzt aber nicht mehr zusammengehalten werden, Ausdruck verschafft.

Vielleicht darf vermutet werden, daß das Fehlen jenes Eigengewichts, das diese Persönlichkeitsanteile ihrer Integration in eine geschlossene Gestalt entgegensetzen, den autistischen Psychopathen und das – unentwickelte – Kind in gewisser Weise vor dem psychotischen Auseinanderbrechen schützen. Die „Hypotrophie" des Gemüts wäre in diesen Fällen dann eine „Wuchsform" der Persönlichkeit mit „antipsychotischem" Effekt. Kommt es trotzdem zu einer Psychose, dann ist die psychopathologische Symptomatik „blaß" und die Diagnose schwierig. Bei einem Baum, der als Krone nur ein paar Blätter hat, kann nicht viel zerfallen. Verliert ein Baum, der bei normaler Wuchsform eine volle Krone entwickelt hat, den Zusammenhalt – so, als würde sein Holz weich – dann ist das Ergebnis spektakulär, die Diagnose leicht.

Dieser Vergleich des integrierten Bewußtseins mit einem Baum, dessen Krone voll entwickelt ist, und des psychotischen Zerfalls mit dem „Weichwerden" des Holzes, ist gleichzeitig geeignet, einem Mißverständnis, das weit verbreitet ist, vorzubeugen: es handelt sich beim psychotischen Zerfall nicht um das Zerlegen eines Ganzen in einige mehr oder weniger selbständige Teile, die nach dem Beispiel des Organismus „Organe" genannt werden könnten – so etwa Wahrnehmen, Denken, Fühlen und Wollen, oder „Instanzen" wie Es, Ich und Über-Ich, die nach dem Zerfall des Zusammenhalts einander das „Terrain" streitig machten. Damit werden lediglich - aus didaktischen Gründen - Abstraktionen benannt, denen als isolierte psychische Gegebenheiten keine objektive Existenz zuzusprechen ist.

Die „Linien" des psychotischen Zerfalls verlaufen nicht zwischen Verstand und Gefühl, wobei zu hoffen wäre, daß man sie eines Tages in eine topographische Karte des Gehirns eintragen könnte; sie verlaufen auch nicht zwischen dem Es und dem Ich, sondern mitten durch all diese – gleichmäßig nach dem Bauprinzip der Differenzierung und Integrierung konstruierten – Einheiten, die auf der höchsten Entwicklungsebene zusammengefaßt das Ganze des Bewußtseins ausmachen. Was – auf diese höchste Ebene bezogen – von uns als Intelligenz und Affektivität bezeichnet wird, kommt in seinen Vorstufen jeder einzelnen der zahllosen Einheiten zu, die in der Entwicklung zusammengefaßt und die in der Umkehrung der Entwicklung beim psychotischen Zerfall auf defiziente Weise selbständig werden.

Es ist bekanntlich das Verdienst von Jackson (1884), die auf diese Weise zur Manifestation gelangten Aktivitäten jener nicht mehr integrierten Einheiten als „positive" Symptome der eigentlichen „negativen" Symptomatik der Geisteskrankheit gegenübergestellt zu haben. In der ersten seiner *Croonian Lectures* schreibt er: „Ich halte dafür, daß die Krankheit nur negative Symptome hervorbringt, die dem Zerfall entsprechen, und daß alle positiven psychischen Symptome, die komplexer Art sind, von der Tätigkeit herrühren, die jene nervösen Elemente, die vom Krankheitsprozeß nicht in Mitleidenschaft gezogen wurden, ausüben (Illusionen, Halluzinationen, Wahn und aus dem Rahmen fallendes Verhalten)... Die absurdesten Ideen und die extravagantesten Verhaltensweisen der Geisteskranken sind die Überbleibsel ihrer am besten angepaßten Einstellungen." An anderer Stelle heißt es hinsichtlich der Illusionen Geisteskranker: „... sie sind nicht von der Krankheit verursacht, sondern das Ergebnis der Aktivität seiner von der Krankheit verschonten Überreste, von all dem, was noch in ihm existiert; seine Illusionen... sind sein Geist".

Ey (1975), der sich ausdrücklich auf die vorstehend zitierten Gedanken von Jackson bezieht und den bei Jackson noch als leib-seelische Parallele vorhandenen Dualismus ausräumt, sprach von „Psychautomatismen", um die sozusagen „gesunden" Manifestationen jener durch die Desintegration verselbständigten Persönlichkeitsanteile zu charakterisieren. Diese Automatismen stellen den Versuch dar, den Leistungsausfall wettzumachen, sie tun dies auf defiziente, inkoordinierte Weise, bezüglich derer Stransky (1914) von einer „intrapsychischen Ataxie" gesprochen hatte. Zu diesen Automatismen rechnete er die auch von Bleuler (1908) als „sekundäre" Störungen bezeichneten Phänomene des Wahns, ferner Halluzinationen und katatone Erscheinungen. Alle diese ganz besonders auffälligen Symptome sind also nur der mittelbare Ausdruck der Krankheit, unmittelbar sind sie der Ausdruck der Bemühungen des Kranken, seine verlorengegangene Einheit wiederzuerlangen.

Für Ey ist es wesentlich, daß der Ausdruck „Automatismen“, der ständig wiederkehrt, den Gegensatz bezeichnet, der im Krankheitsfall zu den „willkürlichen“ Leistungen des einheitlichen, voll integrierten Bewußtseins besteht. Durch den Zerfall geht mit der Einheit des Bewußtseins auch die Fähigkeit zu willkürlichem Handeln verloren; in der Tat setzt ein Handeln, das nicht automatisch verläuft, sondern willkürlich bestimmt, d. h. frei gewollt ist, denknotwendigerweise die Einheit des Bewußtseins voraus. So ist zu verstehen, daß Ey den Verlust der Freiheit, die er als Conditio sine qua non des Bewußtseins ansieht, als das psychopathologische Grundfaktum bezeichnet. In eben diesem Sinne mißt er dem Bewußtseinszerfall die Bedeutung bei, die Freisetzung der erwähnten Automatismen zu ermöglichen. Daß diese unkontrollierte Betätigung auf niedrigem Integrationsniveau die Wirklichkeit verfehlt, weshalb ja auch von „Sinnestäuschungen“ und „Wahnvorstellungen“ gesprochen wird, macht die sehr enge Beziehung deutlich, die im Bewußtsein, d. h. in der Geschlossenheit des Erlebens, zwischen Freiheit und Wirklichkeit besteht: ohne subjektive Freiheit keine objektive Wirklichkeit. Subjektive Freiheit und objektive Wirklichkeit definieren das Bewußtsein.

Das Bewußtsein, in dessen Wirklichkeit der einzelne mit den vielen verbunden ist, ist offenbar etwas ganz anderes als nur ein passives Spiegelbild der Außenwelt oder – nach Wilhelm Busch – die Seele, die sich säuberlich vom Leib ablösen läßt und – während der Leib in der Stube zurückbleibt – die Erde verläßt, um durch den Schornstein in den Himmel zu fliegen oder in die Hölle gebracht zu werden, wo sie die alten Bekannten antrifft. Eine solche Seele kann nicht zerfallen, denn sie ist nicht integriert; sie kann sich zwar nach dualistischer Ansicht aus Denken, Fühlen und Wollen „zusammensetzen“, dabei handelt es sich aber nur um Fähigkeiten, welche die Seele hat, nicht um Fähigkeiten, die sie *ist*. Die Seele des Dualisten ist unteilbar, sie läßt sich nicht spalten, und deshalb kann z. B. W. Buschs fromme Helene nicht schizophren werden, sofern dabei – wie der Ausdruck besagt – die Seele gespalten wird.

Dies gilt auch für die psychoanalytische Seele, wenn nur beachtet wird, daß in der Psychoanalyse der endgültige Trennungsstrich zwischen Körper und Geist viel subtiler als bei W. Busch gezogen wird. Man kann ein noch so eingefleischter Materialist sein, man braucht den Geist für die Theorie trotzdem immer noch – von der Praxis gar nicht zu reden – und sei es nur als Negation, ohne die es ja keine Dialektik gibt; damit ist man aber wieder bei diesem großen Satiriker, bei dem der Teufel auf dem Schornstein das Erscheinen der Seele erwartet, angelangt. – Der Ausdruck „Schizophrenie“ stammt bekanntlich von Bleuler (1911), von dem auch bekannt ist, daß er sich an die Lehre von Freud angelehnt hat. Sollte folglich eine gedankliche Inkonsequenz bei der Konzeption des Schizophreniebegriffs mitgewirkt haben? Ein innerer Widerspruch liegt in Wahrheit nicht vor, weil sich die von Bleuler in den Vordergrund gerückte „Spaltung“ – anders als bei den Anhängern der psychogenetischen Schizophrenieauffassung – keineswegs auf die ohnehin kaum noch faßbare „Seele“, sondern auf deren materielles Substrat bezog; „phren“ als das griechische Stammwort des Begriffs bezeichnet ja eigentlich das Zwerchfell.

In der Tat sah Bleuler (1908) die *primäre* Störung der Schizophrenie in einer „Assoziationslockerung“ des im Sinne der Assoziationspsychologie von Wundt elementaristisch und materialistisch verstandenen Denkens. Es wäre daher nicht in seinem Sinne, den Unterschied zwischen primärer und sekundärer Störung bei der Schizophrenie, den er 1911 als „notwendige“ und als „zufällige“, als obligatorische bzw. fakultative Teilerscheinung erläutert hat, kurzerhand mit der Unterscheidung nach Jackson/Ey zwischen „negativer“ und „positiver“ Symptomatik gleichzusetzen. „Negativ“ ist wörtlich zu nehmen und meint ein Fehlen, meint den Abstand zwischen dem Zustand, der bei voller Integration erreicht worden wäre, und dem Zustand wie er tatsächlich erreicht wird: sei es im Sinne der „autistischen Wuchsform" der Persönlichkeit, sei es im Sinne des psychotischen Zerfalls. Beim Zerfall besteht dieses Negativum darin, daß dem Erleben die Einheit auf die gleiche Weise fehlt wie dem Träumer – der schläft – die Wachheit. So, wie hier das Fehlen der Wachheit (der Schlaf) die Grundvoraussetzung der – positiven – Traumproduktionen ist, so ist dort das Fehlen der Einheit (die Zusammenhanglosigkeit des Erlebens) die Voraussetzung der positiven Symptome; in beiden Fällen werden die positiven Symptome in ihrer endlosen Vielfalt nicht vom Träumer bzw. Kranken produziert, sondern sie *sind* der Träumer bzw. der Kranke, sind, wie Jackson gesagt hat, die Überreste von all dem, was zuvor einheitlich existiert hatte.

Es ist wichtig, sich dies klar vor Augen zu führen, um eine ganze Reihe sehr weit verbreiteter Mißverständnisse als solche zu erkennen. Der Vergleich der Desintegration des Erlebens im Traum und bei der Schizophrenie, der schon bei Moreau de Tours (1845) vorkommt, ist hierbei sehr hilfreich und förderlich, weil er zeigt, daß die Verständlichkeit mancher *sekundärer* Symptome der Schizophrenie deren Ursache (den schizophrenen Krankheitsprozeß) ebensowenig zu erklären vermag – nämlich als die psychologische Folge einer besonderen Einstellung auf eine abnorme Situation – wie verständliche Trauminhalte eine Erklärung für den Schlaf als Ursache des Traumes abgeben. Es ist verfehlt, das inhaltliche Verstehenkönnen mancher *sekundärer* Symptome der Schizophrenie etwa die Ableitbarkeit eines religiösen, erotischen oder sonstigen Wahns aus der Lebensgeschichte, als Hinweis auf die Ursache der Krankheit zu betrachten. Keinesfalls kann daraus geschlossen werden, daß auch die *primäre,* negative Symptomatik und damit der schizophrene Krankheitsprozeß selbst der – psychologisch ableitbare – Ausdruck eines frei gewählten Standpunkts wären, eines Standpunkts, wie ihn jemand einnimmt, wenn er z. B. einer Sekte beitritt: nach Bleuler (1972) handelt es sich um den Standpunkt der extremen Ablehnung einer etablierten Konvention.

Die psychodynamische Unterordnung der –primären – Assoziationslockerung unter den – sekundären – Wahn bedeutet, auf die Verhältnisse beim Traum übertragen, daß der Schlaf als Ursache des Träumens aus der Verständlichkeit der Traumsymbole folge und einen – wenn auch recht eigenartigen – persönlichen „Standpunkt" zum Ausdruck bringe. Die Unlogik dieses Denkens beruht auf dem dualistischen Menschenbild, das derartigen Argumentationen zugrunde liegt: auf der einen Seite ist der Geist, auf der anderen sein Standpunkt; die Verbindung zwischen beiden ist nicht viel enger als die zwischen einem Menschen und seiner Parteimitgliedschaft oder seiner Religionsangehörigkeit. In Wahrheit sind Schlaf und Schizophrenie Ursachen von Symptomen, die, sofern sie psychologisch abgeleitet werden können, etwas über das verlorengegangene Ganze, dessen Überreste sie sind, besagen, sie besagen aber nicht das geringste über das, was zu diesem Verlust geführt hat. Das Ich, das im Traum oder in der schizophrenen Zerfahrenheit „aufgelöst" ist, kann nicht mehr gegen die Konventionen oder was immer protestieren, weil es infolge der Auflösung nicht mehr da ist: es existiert nur ein einziges Mal und nicht in einer sozusagen doppelten Ausführung.

Dieses dualistische Mißverständnis begegnet uns auch in der Interpretation des Bleulerschen Begriffs „Autismus", dessen Definition etwa als „Rückzug ins Innere" zusammengefaßt werden kann, was an die Freudsche Ablösung der Libido von der Außenwelt und Hinwendung zur Innenwelt erinnert. M. Bleuler (1972) versteht darunter die „Abwendung vom Kontakt mit andern", die Ablehnung der Umwelt. Diese Definition kommt nicht mit dem zur Deckung, was – unter 2.2.1.1 – vom Begriff des frühkindlichen Autismus ausgehend sozusagen als die Quintessenz der negativen Symptomatik bei der psychotischen Desintegration herausgestellt worden ist. Der Schizophrene lehnt die Umwelt ebensowenig ab wie der Träumer, und beide ziehen sich auch nicht in ihre Binnenwelt wie hinter eine Burgmauer zurück; auch dazu müßten sie in doppelter Ausführung existieren.

Für uns kommt nicht die dualistische Konzeption des einmal „außen" und einmal „innen" hausenden Geistes, sondern die monistische Intuition nach Goethe[1] der Wahrheit am nächsten. Auf den psychopathologischen Begriff des Autismus übertragen heißt dies, daß sich der Autist nicht in eine reiche oder arme Binnenwelt zurückzieht, um auf diese Weise seine Enttäuschung über die Umwelt drastisch zum Ausdruck zu bringen – er mag dies selbst so empfinden oder nicht –; unter Autismus verstehen wir diejenige Bindungslosigkeit, die dem Kranken mit dem eigenen Standpunkt als dem „Bewußtseinsort" seiner Bindungen die Fähigkeit zur Kontaktaufnahme mit andern, zum kommunikativen Gleichgewicht nimmt. Dies bewirkt beim Außenstehenden den Eindruck, daß der Kranke sich auf der „Flucht" vor Kontakten befinde.

Der Kranke, dessen Erleben den Zusammenhang verloren hat, ist als Person nicht da, weder innen noch außen. „Da" ist bloß Erleben, in dem die Inhalte, die sonst diese Person ausmachen, mehr oder weniger „auf eigene Faust" eine Eigenexistenz fristen. Daß diesem Erleben der gemeinsame Anknüpfungspunkt im Ich fehlt, erklärt die völlige Emotionslosigkeit, mit der Schreckliches erlebt werden kann, ganz ähnlich wie die Ich-Auflösung im Traum das Subjekt beseitigt, dem der Schrecken gelten könnte. Einer, der bedroht würde, ist gar nicht oder nur als Objekt vorhanden, dessen Gefühle man nicht selbst hat: der Schreck wird sozusagen von außen erlebt. – Falls anstelle des Fehlens von Gefühlen dort, wo man normalerweise eine starke gefühlsmäßige Anteilnahme erwartet, etwa ein unmotivierter heiterer Affekt oder panische Angst das Erleben ausmacht, ist auch dieses Fühlen nicht subjektbezogen, sondern „frei flottierend", es gibt keine sinngemäße Bedeutungsentnahme: diese Angst kann höchst lächerlich sein, die Freude einen schmerzlichen Verlust zum Gegenstand haben.

Die adäquate Emotion, die sinnbezogene affektive Einstellung kommt nur zustande, wenn als „Gegengewicht" die Zusammenfassung des Erlebens auf das im Zentrum stehende Ich gewährleistet ist. Im transitiven Sinne des Wortes *bedeutet* das Fühlen das Ich: ohne Ich keine adäquate, sondern nur die zufällige Bedeutung „desartikulierter" Begriffe oder völlige Bedeutungslosigkeit. Da die zum Ich integrierte Bedeutung auch die Handlungsanweisung für das Verhalten darstellt, hat diese begriffliche Desartikulation Handlungsanweisungen zur Folge, denen ebenfalls die Einheitlichkeit fehlt, die zerstückelt sind. Da die Dynamik der Person auf der Einheitlichkeit der Handlungsanweisungen beruht, erklärt ihr Verlust die Adynamie des Kranken ebenso wie z. B. Ambivalenz eine „lähmende" Wirkung hat. Diese Adynamie, die Conrad (1958) als das Kennzeichen des schizophrenen Persönlichkeitsdefekts hervorgehoben hat, läßt sich auf diese Weise als Wirkung der autistischen Standpunktlosigkeit verstehen.

---

1 Müsset im Naturbetrachten immer eins wie alles achten;
Nichts ist drinnen, nichts ist draußen: denn was innen, das ist außen.
So ergreifet ohne Säumnis heilig öffentlich Geheimnis.
Freuet euch des wahren Scheins, euch des ernsten Spieles:
Kein Lebendiges ist ein Eins, immer ist's ein Vieles.
(*Epirrhema,* um 1818 entstandenes Gedicht)

Wie der Träumer wach und damit wieder Herr seiner Entscheidungen wird, so kann auch der autistisch defektkranke Patient ausnahmsweise für eine gewisse Zeit seine Einheit wiedererlangen, ohne daß man deswegen annehmen müßte, daß „hinter" der Schizophrenie bei ihm zwischenzeitlich normales psychisches Erleben stattgefunden hätte. Die psychiatrische Erfahrung, daß ein solcher Kranker nach Jahr und Tag plötzlich mit seiner begrifflichen Einheit die Fähigkeit, bedeutungsvoll, kohärent zu erleben und dynamisch das Notwendige zu tun, meist vorübergehend wiederfindet, besagt nur, daß die Bestandteile der Persönlichkeit, die (wie bei einem Reisigbündel, das am oberen Ende aufgebunden wurde) auseinandergefallen sind, nicht verlorengingen. Die Erfahrung lehrt, daß es strukturierende Situationen gibt, in denen chronisch Schizophrene Anpassungsleistungen zeigen können, die ihnen niemand zugetraut hätte. Den Kranken kann „von außen" sozusagen Halt geboten und entzogen werden, der ihr Erleben in manchen Fällen und in einem gewissen Umfang zu organisieren vermag, z. B. in einer Gerichtsverhandlung. Ich kann mit einem Schizophrenen ein ganz vernünftiges Gespräch führen und ihn im Handumdrehen zu völlig abwegigen Äußerungen provozieren, indem ich selbst unsinnige Fragen stelle.

Der Halt, den der Therapeut dem Kranken gewährt, kann also die „Linien" des Erlebens zu einem Brennpunkt lenken, was aber nicht den Fortbestand dieses Erlebenszentrums garantiert, wenn der Halt entzogen wird. Wird das Erleben auf diese Weise wieder wie vor der Erkrankung vereinheitlicht, dann ist mit dem „Ich" auch wieder ein „Außen" und „Innen" im Erleben da – als Voraussetzung für jegliche Kontaktaufnahme – und damit wird die autistische Existenzform der Unverbindlichkeit, die an die – im Sinne der Subjektlosigkeit – „rein" objektive Existenzform des Traumes erinnert, für eine Weile rückgängig gemacht. Die subjektlose Existenz mit den von Conrad (1958) beschriebenen besonderen Gestaltqualitäten weicht dann der autonomen Existenz des integrierten Ich: Das Traumerleben, dem mit dem Subjekt dessen Anschauungsformen der Zeit und des Raumes fehlen (vgl. Luthe 1981), ist auf märchenhafte Weise überall und nirgends, ihm fehlt die Fähigkeit zur willkürlichen Entscheidung und die logische Gliederung; Ich und Welt sind ineinander übergegangen. Daraus wird mit der Integration ein Erleben mit einem bewußten Ich und einer Welt, die – zeitlich und räumlich strukturiert – ebenso die kausale Notwendigkeit als ihr Bestimmungsmerkmal zurückerhält, wie das Ich die Autonomie seiner Entscheidungen. Voraussetzung ist die Kohärenz des Erlebens bei der Schizophrenieremission wie das Aufwachen aus dem Traum, ist der Zusammenschluß zu einer einheitlichen Erlebensform, die den persönlichen Standpunkt ausmacht, der in der Krankheit wie im Traum verlorengeht.

Wird die Standpunktlosigkeit des Kranken als negatives Symptom der Schizophrenie monistisch verstanden, dann kann sie auch im Sinne der ursprünglichen Konzeption von Bleuler (1911) als Assoziationslockerung des Denkens den Verlust der Einheitlichkeit des Erlebens als der schizophrenen Grundstörung zum Ausdruck bringen. Diese „Lockerung" betrifft ja in der Tat „Verbindungen" des Erlebens, Zusammenhänge, Stabilisatoren, deren Fehlen als Bindungslosigkeit im Sinne von Ey ein Negativum, ein Vakuum, ein Defekt ist. Wird der schizophrene Defekt auf diese Weise bestimmt, dann unterscheidet sich diese Definition allerdings deutlich von derjenigen als „Verblödung", mit der Kraepelin (1896) der Dementia praecox ein auf den – ungünstigen – Verlauf bezogenes Bestimmungsmerkmal zugrunde legte, wobei er die Kahlbaumsche Hebephrenie mit den alten Begriffen der Paranoia und Katatonie zusammenfaßte.

Die beiden Schwerpunkte des schizophrenen Erscheinungsbildes, die dem „negativen“ und „positiven“ Charakter der Störung entsprechen, sind der Autismus einerseits und der Wahn andererseits. Die negative Symptomatik läßt sich am besten anhand des schizophrenen Persönlichkeitsdefekts besprechen; hier sind die Restitutionsbemühungen der außer Kontrolle geratenen Untereinheiten „entaktualisiert“. Die positive Symptomatik ist am einfachsten am Bild der Paraphrenie aufzuzeigen, weil hierbei die Defektbildung am geringsten ist. Kay u. Roth (1961) konnten in sorgfältigen und langfristigen katamnestischen Untersuchungen sogar nachweisen, daß bei der Paraphrenie überhaupt kein merkbarer Defekt auftritt, weshalb es sicher gerechtfertigt ist, dieser schizophrenen Späterkrankung einen Sonderstatus einzuräumen.

Der autistisch Defektkranke ist wie der autistische Psychopath ein einsamer Mensch, der niemanden stört. Manchmal trifft man ihn unter Brückenbögen schlafend an. Gelegentlich sucht er sich sein Essen aus Mülltonnen zusammen, er spricht mit sich selbst und lacht lautlos. Wem seine merkwürdigen Grimassen, seine Faxen und sein Gestikulieren gelten, weiß man nicht. Von der psychotischen Spannung, aus der heraus er mit einer Rasierklinge seiner Freundin mehrere Schnitte an Hals und Busen beigebracht hatte, ist nichts mehr zu bemerken, er wirkt „leer“, „ausgebrannt“ sagte man früher. M. Bleuler (1972) reihte als leichteste Fälle hier die alten Sonderlinge ein, die sich irgendeiner schrulligen Idee verschrieben haben oder als Land-, Stadtstreicher ins gesellschaftliche Abseits geraten sind. Sie stecken in früheren Wahnüberzeugungen wie in abgetragenen Kleidern, die so sehr zu ihnen gehören, daß sie sie nicht mehr beachten, so wenig wie die „Stimmen“, die in ihrem Kopf sind, auf die man sie aber erst aufmerksam machen muß.

Jener „Herrscher über ganz Zentraleuropa“, der im chronischen Endzustand seit Jahren tagaus, tagein braunes Packpapier mit Ziffern vollkritzelt, welche die „Staatsfinanzen“ darstellen, und der für niemanden anzusprechen ist, stellt nach der Schilderung von Mayer-Gross, et al. (1970) das typische Beispiel für eine solche Auflösung der Persönlichkeit dar, bei der „die Enden“ nicht mehr zusammenkommen. Ihr gemeinsamer Nenner besteht nur noch in einer einzigen Idee, die weder zeitlich noch räumlich strukturiert wird und die monoton in einer gleichbleibenden Geste immer aufs neue ausgedrückt wird. Indem er von seiner „Außenwelt“, für die er sich nicht im geringsten interessiert, isoliert ist, hat er auch keine „Binnenwelt“, in die er sich protestierend oder wie auch immer zurückziehen könnte; er ist nur noch als Relikt seiner selbst vorhanden. Wie Mayer-Gross, et al. bemerken, können sogar bei solchen Kranken die Störungen von einem Augenblick auf den andern verschwinden: es ist nichts verloren gegangen, die an sich vorhandenen geistigen Fähigkeiten werden bloß nicht aktualisiert, eine Annahme, die früher schon von Berze (1929) vertreten worden war.

Ob ein solcher autistischer Endzustand, bei dem die auseinandergefallenen Teile weitgehend aufgehört haben, sich – als positive Symptome – zu manifestieren, erst nach vielen Jahren eines Verlaufs in paranoid-halluzinatorischen oder – viel seltener in katatonen – Schüben einstellt, ob er wie bei der sog. einfachen Schizophrenie das Ergebnis eines unmerklich langsam fortschreitenden, „schleichenden“ Verlaufs ist, oder im ungünstigsten Fall, dem der Hebephrenie, relativ rasch in einem einzigen Schub auftritt, hängt wohl im wesentlichen von der Beschaffenheit des Kranken, von seiner „Wuchsform“ und der „Festigkeit des Holzes“ ab. Daß es gerade die intelligentesten Schüler sind, die sich am ehesten „versteigen“, ist nicht schwer zu verstehen; noch einmal: das Bäumchen, das nur ein paar Blätter zur Krone hat, ist weniger gefährdet auseinanderzubrechen als das Bäumchen mit einer sehr reichen Verästelung und Verzweigung.

Nach wie vor ist die Beschreibung der Hebephrenie von Kahlbaum und Hecker (1871) in der Betonung formaler Gesichtspunkte unübertroffen (vgl. Luthe 1981, S. 57). Die psychotische Desintegration trifft die Persönlichkeit in einer Umbruchsphase: die kindliche Form paßt nicht mehr, die Form des Erwachsenen paßt noch nicht. Die Einheit des Ganzen ist daher normalerweise bereits gefährdet, und so ist es zu verstehen, daß auch eine Zwischenform zwischen Hebephrenie und den normalen Eigentümlichkeiten der Pubertät beschrieben wurde, die Kahlbaum (1889) mit der schrulligen Bezeichnung „Jugendhalbirresein" benannt hat. Dieser Zustand, der auch als „Heboid" bezeichnet wird, zeigt noch nicht die radikale Andersartigkeit der Krankheit, das Benehmen ist nur eigenartig unnatürlich, geziert oder geschraubt, die Vorstellungen liegen oft ebenso eigenartig „neben der Sache". Die normale Entwicklung tritt wie „verkleidet" in Erscheinung, das Ganze wirkt wie eine schlechte, lachhafte Imitation, das Festhalten an einer Einheit gelingt aber noch recht und schlecht und mündet schließlich in eine Stabilisierung, wenn auch bestimmte „schwärmerische" Ideen noch lange nachhallen können.

Beim Hebephrenen führt dagegen der Verlust der Einheit rasch zum unverkennbaren Bild der autistischen Standpunktlosigkeit, auch wenn der „Untergang" der Einheit oft mit jener flachen, unangepaßten Heiterkeit paraphrasiert wird, die seit Hecker immer wieder als „albern-läppisch" in den Beschreibungen des Krankheitsbildes hervorgehoben wird, und die eine persönliche Stellungnahme des Kranken vortäuschen könnte. Zu einer solchen Stellungnahme sind die Kranken nicht mehr in der Lage, die „Psychautomatismen" im Sinne von Ey und Clérambault beherrschen den Vordergrund, der Zerfall kommt direkt in der Zerfahrenheit des Denkens mit verstiegenen Ideen, „verblasenen" Ansichten zum Ausdruck; ihm entspricht – als negatives Symptom – ein fast völliges Fehlen der affektiven Bedeutungsentnahme, über das jene „albern-läppische" Fassade nicht hinwegtäuscht. Dies schließt allerdings nicht aus, daß – kurzfristig – gereizte, ängstlich-agitierte oder melancholische Verstimmungen auftreten können.

Im Vordergrund des Erscheinungsbildes steht die negative Symptomatik als Folge des Verlusts der Einheit des Erlebens, des „Weichwerdens" in den Funktionen, die üblicherweise die Persönlichkeit zusammenhalten. Daher läßt das Erscheinungsbild der Hebephrenie eine Unstetigkeit erkennen, die nach W. Kretschmer (1972) „bis zum äußerst möglichen Grad" reichen kann. Diese Unstetigkeit erfaßt selbst die motorischen Abläufe, die „eckig", abgehackt wirken und an die motorischen Störungen bei der Katatonie erinnern.

Diese phänomenologische Verwandtschaft zwischen Hebephrenie und katatoner Schizophrenie ist verschiedentlich, u. a. von Kahlbaum und Hecker, hervorgehoben worden. Die Unstetigkeit der motorischen Abläufe, die bei der Hebephrenie sehr deutlich zu bemerken ist, steht bei der katatonen Form der Schizophrenie ganz im Vordergrund. Vom katatonen Stupor, der bis zur kataleptischen Erstarrung reichen kann und den Vergleich des Kranken mit einer Statue rechtfertigt – eine Statue auch darin, daß er sprachlos ist –, kommt es fast übergangslos zu Erregungszuständen, die so heftig sein könnnen, daß gelegentlich Lebensgefahr für den Kranken besteht, wenn er nicht fachgerecht behandelt wird.

Der Mutismus in der Phase der Sperrung wird gelegentlich durch ein – automatisches – Nachsprechen von Wörtern durchbrochen, das als Echolalie bezeichnet wird; in ähnlicher Weise kommt es auch vor, daß der Katatone Teile von Bewegungsabläufen gestischer oder mimischer Art nachahmt; auch hier wird dann von Echophänomenen gesprochen. Neben dem katatonen Erregungssturm, der ein erhebliches auto- und heteroaggressives Risiko enthält, kann sich die der Erstarrung vorausgehende oder folgende Bewegungsunruhe auch in stereotypen Handlungsabläufen, Manierismen mit Grimassieren, Faxenschneiden u. ä. äußern.

Lag bisher der Akzent auf dem „negativen" Teil der psychopathologischen Symptomatik des psychotischen Zerfalls, so gibt die Besprechung der wahnbildenden Schizophrenieformen – der paranoid/halluzinatorischen Schizophrenien und der Paraphrenie – nunmehr Veranlassung, dessen „positive" Äußerungen stärker zu beachten, der Wahn und die Sinnestäuschungen rücken in den Mittelpunkt der Aufmerksamkeit. Durch den Zerfall der Einheitlichkeit des Erlebens hat die Persönlichkeit den Standpunkt verloren; die verselbständigten Teile versuchen auf eigene Faust den Verlust auszugleichen. Der Kranke besteht auf diese Weise in seinem Erleben aus „Strömungen", die ganz oder z. T. gegenläufig sind, aus denen sich jedenfalls kein einheitlicher „Strom" ergibt; das Pathognomonische daran ist der Umstand, daß die Kranken sich nicht im mindesten gedrängt fühlen, die darauf beruhenden Widersprüche in ihrem Erleben zu beseitigen. Sie verhalten sich so, als fehle ihnen jedes Bedürfnis nach Einheitlichkeit im Erleben, dem wir es zuzuschreiben haben, daß unser Selbst- und Weltverständnis im Falle der geistigen Gesundheit in sich geschlossen ist. Im Krankheitsfall stellt sich das Bewußtsein als ein System dar, in dem Teile, die einander ausschließen, mit der größten Selbstverständlichkeit nebeneinander geduldet werden. Wenn der Kranke auf die gleiche Frage sowohl „Ja" als auch „Nein" antwortet, dann meint er damit nicht etwa einen Kompromiß, sondern er meint beides: ein uneingeschränktes Ja und ein ebenso uneingeschränktes Nein. So könnte man sagen, wenn unberücksichtigt bliebe, daß es in diesem Fall „den Kranken" in Wahrheit nicht mehr gibt; er ist mit dem Auftreten des Widerspruchs von der Szene abgetreten. Sein Fehlen ist – wie Ey und Jackson betonen – die eigentliche Wirkung der Krankheit, nicht die Widersprüche, die nun das Vakuum, das entstanden ist, ausfüllen. Dies wird im schizophrenen Verlust des Identitätsbewußtseins phänomenologisch faßbar.

Von daher ergibt sich zur Begriffsbestimmung des Wahns als des wichtigsten psychopathologischen Ausdrucks der „positiven" Symptomatik die Einsicht, daß es sich dabei um ein Verfehlen jener Wahrheit handelt, die sich aus der ökonomischen Interpretation der Gesamtheit der Phänomene und nicht bloß eines zufälligen Einzelphänomens ergibt. Wir haben diesen Gedanken an anderer Stelle (Luthe 1981) unter Bezug auf die „methodische Definition der Wahrheit" von Leibniz entwickelt und mit dem Begriff der nichtvollzogenen kopernikanischen Wende, den Conrad in diesem Zusammenhang angewendet hat, in Verbindung gebracht. Die Gesamtheit der Phänomene ist bei der psychotischen Desintegration – definitionsgemäß – nicht mehr erreichbar, der Wahn bringt das zum Ausdruck, was noch an Einheitlichkeit möglich ist. Für diese – formale – Definition des Wahns, spielt die inhaltliche Verstehbarkeit der Erlebensbruchstücke keine Rolle. Daher ist es auch – wie bereits gesagt – abwegig, aus einer solchen inhaltlichen Verstehbarkeit die Psychogenese der Schizophrenie ableiten zu wollen.

Die kasuistische Untersuchung zeigt, daß der Verlust der Einheit des Erlebens kein Alles-oder-nichts-Phänomen ist, sondern in unterschiedlichem Ausmaß vorkommt. Die psychotische Auflösung kann im Verlauf von ein und derselben Erkrankung unterschiedlich „tief" in das Persönlichkeitsgefüge hineinreichen, eine unterschiedliche Anzahl von Integrationsebenen durchschlagen.

Wir hatten Gelegenheit, eine schizophrene Patientin katamnestisch über einen Zeitraum von 30 Jahren zu beurteilen.

Als sie mit 21 Jahren heiratete, wußte sie bereits, daß ihr Mann sie betrüge; als sie 20 Jahre später von ihm geschieden wurde, erfolgte im Rahmen einer Begutachtung für das Gericht die erste psychiatrische Untersuchung, der die Einweisung in eine Nervenklinik folgte. Es ergab sich nun, daß Frau X 3 Jahre nach der Eheschließung entbunden hatte und nun ihre bisherigen Eifersuchtsideen bestätigt fand: sie glaubte, im Taschentuch ihres Mannes wiederholt Spermaflecken, an seinen Unterhemden einen fremden Parfümgeruch entdeckt zu haben. Sie besprach sich mit ihrer Mutter, die diese Wahrnehmungen nicht bestätigen konnte und ausgleichend auf sie einzuwirken versuchte. Trotzdem kam es zu wochenlangen, unmotivierten Angstzuständen, an denen sich auch nichts änderte, als der Ehemann durch Kriegseinsatz von ihr getrennt wurde. Zeitweise glaubte sie nun, daß sie „gedanklich" mit ihm in eine auch von ihm bemerkte Verbindung treten könne; wenn er sie überraschend besuchte, war sie überzeugt, dies vorausgesehen zu haben. Nach einem Luftangriff meinte sie, daß in den Metzgereien Menschenfleisch angeboten werde; ihre Angstzustände steigerten sich, sie fühlte sich beobachtet und in „gestellte" Situationen hineingezogen. Sie war derweil kriegsdienstverpflichtet und auch in der Lage, den Anforderungen am Arbeitsplatz zu genügen. Sie wunderte sich selbst darüber, daß sie einerseits „ganz normal" denken könne, während sie andererseits aus dem Tabakgeruch, den sie überall wahrnahm, schloß, daß sie verbrannt werden solle, und ohne emotionale Anteilnahme entdeckte, daß ihre Augen „nicht mehr richtig gucken". Sie kam sich „grau und verludert" vor, obwohl sie ihre früheren Gewohnheiten hinsichtlich der Körperpflege beibehalten hatte, wenn es ihr auch unheimlich schwerfiel, das Nötige zu tun. Nach dem Krieg war dies alles zurückgetreten, sie hatte nur zeitweise den Eindruck, „unter Strom zu stehen" und von einem weit entfernt lebenden Verwandten gerufen zu werden. Dann litt sie darunter, nach einem Streit „das Gefühl für ihren Mann" verloren zu haben und durch das Radio beobachtet zu werden; außerdem vernahm sie nachts ein merkwürdiges Heulen. Das brachte sie dazu anzunehmen, daß ihr Mann Mittelsmänner beim Rundfunk habe und daß in einer Morphiumhöhle im Keller Orgien stattfänden. Sie glaubte, daß es dabei Tote gegeben habe, und sie versuchte deshalb, die Polizei einzuschalten. Deren Zurückhaltung kam ihr höchst merkwürdig vor, und sie ließ nun sämtliche Lebensmittel auf Gift untersuchen. Kurz danach hörte sie erstmals „Stimmen", deren „natürlicher Klang" sie in Erstaunen versetzte, denn sie konnte nicht glauben, daß es so etwas überhaupt gebe. Daher befolgte sie die Ratschläge, die sie auf diese Weise erhielt, nicht. Später tat sie es doch, als ihr „Mantel an!, Mantel aus!" befohlen wurde. Sie antwortete nun auch in Gedanken diesen Stimmen, die sich meist über ganz Alltägliches unterhielten, bis ihr dies, wie sie sagte, zu dumm geworden sei und sie sich klar gemacht habe, daß das nicht natürlich sei, daß sie doch noch ihren eigenen Willen habe. Dann ging es eine Weile gut, bis sie – während einer Eisenbahnfahrt – bemerkte, daß man sie von unten, durch den Sitz hindurch operiere, worüber sie erschrocken war. Nachts sei sie dann durch lautes Wasserrauschen wach geworden; Gewehrklappern vor der Zimmertür habe sie in der Überzeugung bestärkt, daß jetzt die Welt untergehe. Aus der Deckenlampe sei bekanntgegeben worden, daß ein Schiff durch die Luft geflogen komme. Tatsächlich sei gleich darauf vor dem Hotel ein großes Schiff gelandet, vor dem sich endlose Reihen von Tieren formiert hätten, die dann paarweise in das Luftschiff marschiert seien. Sie habe die Stimme ihrer Mutter gehört, sich aber gesagt, daß es ein Traum sein müsse, daß sie sich das alles nur einbilde. Deshalb habe sie das auch bei der anschließenden Aufnahme ins Krankenhaus nicht erzählt. Die Medikamente hätten dann dazu geführt, daß sie nicht mehr geglaubt habe, beobachtet zu werden, dann habe sie auch wirklich nichts mehr gespürt, und schließlich habe sie das Ganze für Unsinn gehalten. Durch die Medikamente – damals wurden die ersten Neuroleptika klinisch angewandt – seien die Stimmen immer schwächer geworden: anfangs habe sie sie noch richtig gehört, dann nur in Gedanken und schließlich habe sie bemerkt, daß es eigentlich nur ihre Gedanken seien. Dann sei es ganz weg gewesen. Dafür habe sie nun aber jede Freude am Leben verloren, alles sei ihr leid gewesen und sie habe alles ganz dunkel und schwarz gesehen. Dann sei auch wieder – wie ganz am Anfang – die unbestimmte Angst aufgetreten, und sie habe nicht mehr gewußt, was sie mit sich anfangen solle; deshalb habe sie sich das Leben nehmen wollen. Auch das habe sich zurückgebildet, und sie habe dann wieder ihre frühere Arbeit aufnehmen können. – Die Remission dauerte etwas über 2 Jahre, dann bekam die Patientin wieder Anweisungen von ihren „Stimmen", auf die sie sich in jedem Fall „habe verlassen können". Sie habe gehört, was andere in ihrer Gegenwart gedacht hätten, und sie sei wieder vom Radio aus beobachtet worden; trotzdem habe sie ihren eigenen Willen behalten, den sie immer habe befolgen können. Zu ihrem Erstaunen habe sie aber anderen Befehle geben können, die dann ausgeführt worden seien. Allerdings habe sie dieses Experiment nur selten angestellt, denn davon könne man ja „verrückt" werden, und weil kein Verständnis zu erwarten gewesen wäre, habe sie mit andern nicht darüber gesprochen. Neuerdings seien die Stimmen dazu übergegangen, sie zu beschimpfen, worauf sie antworte. Die Stimmen versuchten dann, sie zu beschwichtigen; unerklärlicherweise wüßten sie immer im voraus, was sie vorhabe. Schließlich berichtete Frau X auch von merkwürdigen Einbildungen,

z. B. daß sie einen Hundekopf habe; sie habe sich dann immer im Spiegel vom Gegenteil überzeugen müssen. Die medikamentös herbeigeführte Symptomrückbildung führte wieder durch ein depressiv-apathisches Stadium. 6 Jahre später bestand bei der erneuten Aufnahme in die Klinik eine mäßige Affektinadäquanz bei subeuphorischer Ausgangslage. Die Stimmen wurden nun als Gedächtnisstützen bezeichnet und in solche „innerer" und „äußerer" Art unterteilt. Die Patientin gab an, infolge der Stimmen zeitweise den Eindruck zu haben, in ihr sei ein zweites Wesen vorhanden, was durch Einfälle bestärkt werde, die ihrem eigentlichen Wesen widersprächen. Würde sie ihr Leben nach diesen „fremden" Eingebungen einrichten, dann hielte man sie ganz sicher für verrückt, und ein Leben in menschlicher Gemeinschaft wäre dann nicht mehr möglich. Sie sage sich, „das ist nicht wahr, das ist nicht möglich", trotzdem höre sie es, aber nicht so, wie sie das spreche. Sie denke sich, es müsse sich etwas in ihr teilen, denn es könne doch nur aus ihr selbst kommen; sie könne die Stimmen aber nicht nachmachen. Es sei auch nicht so, als ob sie das nur träume oder sich einbilde, denn dann müßte im Kopf ja wieder etwas Zweites sein, denn dann denke sie doch darüber nach, und dann bilde sie es sich erst ein. Eher sei es wie angeflogen, manchmal spreche sie ein Stein auf der Straße an oder eine Spinne sage: „Tritt mich tot!" oder „Laß mich leben!" Wie dem auch sei, sie lebe ihr Leben wirklich, der Körper „arbeite sein Leben", wenn auch nur theoretisch. Weiter klagte Frau X darüber, daß in ihrem Bewußtsein „Lücken" entständen, weil manchmal die Gedanken abbrächen, oder von zwei Bekannten, die sie auf der Straße treffe, begrüße sie nur die eine, weil sie die andere nicht sehe. – Wiederum zwei Jahre später äußerte die Patientin erneut den Verdacht, daß sie ermordet werden solle. Sie könne den Gedanken, daß bestimmte Leute in ihrer Umgebung bestellte Mörder seien, nicht loswerden. In diesem Zusammenhang bezog sie sich auch wieder auf absonderliche Geruchswahrnehmungen, gab aber auch an, daß sie sich gegen solche Gedanken zur Wehr setze. Das schlimmste daran sei, daß alles, was sie denke, den andern zugänglich sei. Sie sei jetzt fest davon überzeugt, 100% verrückt zu sein, und meine manchmal, man benutze sie als Versuchskaninchen, als ob man sie ausgetauscht habe, denn ihr Gesicht sei oft wie verändert oder verschoben. Es sei grausam, was sie auf diese Weise erlebe, sie müsse es gewaltsam abschütteln, um ihr eigenes Leben zu leben. Es sei ja nicht normal, daß ein einfacher Knopf auf der Fensterbank für sie „Tod" bedeute; und der Gedanke gehe weiter und enthalte die Andeutung, daß sie jemand umgebracht habe. Es sei so, als ob alles mit ihr zu tun habe; es gebe fast nichts, was sie nicht anspreche, eine Bedeutung für sie habe, auch wenn diese ganz absurd sei; oder sie höre, wie eine Tür zuschlage, und empfinde das so, als ob diese Tür nicht draußen, sondern in ihrem Innern zuschlage. Diese Gedanken werde sie nur los, wenn sie sich intensiv mit jemandem unterhalte. – Im Verlauf der neuroleptischen Behandlung nahm die Patientin mit einem gewissen Bedauern von ihrem Stimmenhören Abschied, weil deren Ausbleiben eine Leere in ihr hinterlasse und eine Müdigkeit, die keine Müdigkeit zum Schlafen sei. Auch in diesem späten Stadium der Krankheit konnte es noch vorkommen, daß Frau X angab, daß ihr an manchen Tagen ihr früherer Zustand wieder bewußt werde, und daß sie sich dann von allem frei fühle, wenn auch nur für Sekunden, „wie Sonnenschein im Regen".

Die in dieser Fallbeschreibung enthaltenen psychopathologischen Phänomene lassen sich entweder der Gruppe „negativer" oder der Gruppe „positiver" Symptome zuordnen. Dabei ergibt sich etwa folgende Gegenüberstellung:

Negative Symptome	*Positive Symptome*
Verlust des „Einheitsgefühls"	Lebt ihr Leben, Körper arbeitet theoretisch sein Leben; wehrt sich gegen nicht „eigentliches" zweites Wesen in ihr
Verlust des Identitätsbewußtseins	Hält sich für „ausgetauscht";Körperschemastörungen, Entfremdungserlebnisse, Depersonalisation (Augen gukken komisch, Gesicht verschoben, Gefühl des Hundekopfs, ist verludert, Operation in der Bahn)
Unsicherheit des Standpunkts	Gefühl, beobachtet zu werden; Angst
Fehlgehende Bedeutungsentnahme	Alles hat Bedeutung für sie, spricht sie an. Wird in „gestellte" Situationen gezogen. Soll umgebracht (vergiftet, verbrannt) werden; wird gerettet; dies schließt sie aus Tabakgeruch, nächtlichem Heulen, Gewehrklappern, Erscheinen der Arche Noah als Luftschiff

Gestörte Zeitstruktur	Weiß Ereignisse im voraus, befiehlt etwas in Gedanken, was von andern ausgeführt wird
Gestörte Raumstruktur	Türen schlagen in ihrem Innern zu, andere kennen ihre Gedanken, steht unter dem Einfluß „fremder" Eingebungen, gedankliche Fernverbindungen, Gedankenlautwerden, Stimmenhören, Hören fremder Gedanken
Inkohärenz	Bewußtseinslücken, Fadenabreißen, Übersehen
Adynamie	Innere Leere, Mühe, das Gewohnte zu tun; keine Libido; Müdigkeit, aber kommt nicht zum Schlafen; keine Lebensfreude

Symptome der katatonen Serie fehlen; sieht man davon ab, dann bietet der vorstehende Fallbericht einer in Schüben verlaufenden paranoid-halluzinatorischen Schizophrenie fast alle Krankheitserscheinungen, wie sie in den klassischen Beschreibungen der Krankheit immer wieder vorkommen. Von besonderem Interesse daran ist, daß bei der Verlaufsbetrachtung der Verlust der Einheit des Erlebens und der Stabilität der Persönlichkeit bzw. ihr teilweises Wiedererlangen unter Medikamenteneinfluß oder auch spontan sozusagen mit der Zeitlupe studiert werden kann. Auf diese Weise erkennt man eine gewisse Regelmäßigkeit in der sukzessiven Passage durch eine Hierarchie von Integrationsebenen, die bei zunehmender Desintegration eine zunehmende Zahl immer kleinerer Einheiten umfassen, während in umgekehrter Richtung in der Einzahl der größte Integrationsumfang angestrebt wird. Als „Maß" kann hierbei die zu- oder abnehmende Kritikfähigkeit gegenüber der inneren Widersprüchlichkeit genommen werden. Der Umfang dieser kritischen Stellungnahmen erreicht nie das Ganze, er betrifft nur diejenigen „Widersprüche", die noch nicht zum völligen Zerfall der betreffenden Erlebenseinheit geführt haben und deshalb noch bemerkt werden können. Man kann es als „typisch" schizophren bezeichnen, wenn Frau X in diesem Sinne davon spricht, daß andere die Befehle ausführen, die sie ihnen in Gedanken gegeben hat, und dem gleich hinzufügt, daß sie dieses „Experiment" nicht zu oft anstellen dürfe, um nicht „verrückt" zu werden. Hier liegt der Widerspruch klar zutage; eine integrative Korrektur ist vorhanden, sie reicht aber nicht aus, diesen Widerspruch zu beseitigen, weil die dazu notwendige Einheit des Erlebens fehlt. Im gleichen Sinne ließen sich noch weitere Stellungnahmen der Kranken anführen, etwa das von ihr selbst als „eigenartig" empfundene Nebeneinander der Fähigkeit „ganz normal zu denken" und der Überzeugung, in den Metzgereien werde Menschenfleisch angeboten; ihr Mann habe Mittelsmänner beim Rundfunk, die ihre Beobachtung durch das Radio bewerkstelligten. Auffällig ist in diesem Zusammenhang die oft bei Schizophrenen bemerkte Wirkung bestimmter Situationen, die in gewissem Umfang für die Dauer ihres Bestehens zu einer Reintegration führen können, die es Frau X z. B. ermöglichte, trotz ihres abnormen Bedeutungserlebens den Kriegsdienstverpflichtungen so nachzukommen, daß ihre Umgebung von der Störung keine Notiz nahm. Sie selbst erwähnt, daß die intensive Unterhaltung mit andern bei ihr diese Wirkung habe. Die inhaltliche Ableitbarkeit ihrer absonderlichen Überzeugungen ergibt sich manchmal bereits aus recht vordergründigen metaphorischen Zusammenhängen: der Krieg als Menschenschlächter und der Weg allen Fleisches sind Vorstellungen, die in ihrem Fall dem Begriff „Metzgerei" einen besonderen Symbolgehalt geben können. Das Verständnis, das sich ggf. auf solche oder ähnliche Weise erschließt, ist aber nicht geeignet, die Desintegration als Ursache der symbolischen Umschichtung zu erklären.

Bei formaler Betrachtung interessiert etwas anderes, und zwar, daß die Sinnestäuschung oder der Wahn – unabhängig von ihren zufälligen Inhalten – Einstellungen auf den Verlust der Einheitlichkeit sind, die nur mittelbar die Krankheit, unmittelbar das Restitutionsbemühen dessen, was noch übrig geblieben ist, zum Ausdruck bringen. Wenn weiter oben gesagt wurde, daß im Wahn das manifest werde, was überhaupt noch an Einheitlichkeit möglich sei, dann kann dies sehr gut anhand des vorstehend erläuterten „Zeitlupeneffekts" verdeutlicht werden. Die Behauptung, daß der Wahnkranke nicht das Bedürfnis nach der Widerspruchsfreiheit des Erlebens, die normalerweise den Realitätskontakt garantiert, verspüre, bedeutet also offenbar nicht, daß der Schizophrene generell außerstande wäre, irgendwelche Widersprüche zu erkennen. Frau X erkannte – nach verschiedenen Integrationsebenen differenziert – die innere Widersprüchlichkeit des Stimmenhörens, gleichzeitig war sie auch diesen Erlebensweisen, von denen sie sagte, daß sie sie nicht „nachmachen" könne, ausgeliefert. Daß ein Schizophrener überhaupt keine Widersprüche mehr erkennt, kann vielleicht der Fall sein, wenn die Zerstückelung des Erlebens sehr weit fortgeschritten ist; ansonsten werden die Widersprüche noch erkannt, die noch nicht dazu geführt haben, daß die nicht zueinander passenden Teile der betreffenden Untereinheit des zerstörten Ganzen, ihrerseits nicht mehr zusammengefaßt werden können. Wenn Frau X z. B. von einem eigentlichen und einem fremden Wesen in ihr spricht, dann enthält dies zwar den Hinweis auf den Zerfall, gleichzeitig ist darin aber auch der Hinweis auf einen noch vorhandenen Standpunkt enthalten, der beiden „Wesen" gemeinsam ist, auch wenn dies nicht mehr der ursprüngliche Standpunkt der geistigen Gesundheit ist. Das ursprüngliche Integrationsniveau meinte die Patientin gelegentlich noch für Sekunden erreichen zu können, die ihr „wie Sonnenschein im Regen" vorkamen. Das gewöhnliche Fehlen dieser Souveränität macht die Kranke unfrei, liefert sie aus, ist das Negativum, das sie – subjektiv – leichter erträgt, wenn das „Vakuum" von den Stimmen („als Gedächtnisstützen") ausgefüllt wird. Nach Jackson und Ey bringen diese Stimmen das Bestreben, die verlorengegangene Einheit wiederzuerlangen, zum Ausdruck.

Bei der Paraphrenie als klinischer Spätform der Schizophrenie tritt die negative Symptomatik noch weiter zurück. Von Zerfahrenheit und sonstigen autistischen Defektzeichen ist kaum noch etwas zu bemerken; wir haben einen solchen Fall an anderer Stelle (Luthe 1981) ausführlich referiert. Die affektive Ansprechbarkeit bleibt im großen und ganzen erhalten, wenn auch die affektive Bedeutungsentnahme in dem einen oder anderen Zusammenhang „anders" geworden ist. Anders als bei der Paranoia ist das Wahnerleben nicht streng „systematisiert", auf einen fest umrissenen Erlebenskomplex hin ausgerichtet, es scheint aber insofern nur einen Teil der Persönlichkeit zu betreffen, als die begriffliche Ordnung des Denkens ansonsten intakt bleibt, was es den Kranken ermöglicht, ein sozial integriertes Leben zu führen.

Der autistische Psychopath kennt nichts anderes als den Wirklichkeitsbezug, mit dem er sich entwickelt hat; er bemerkt ihn nicht als solchen. Der Verlust der Einheit des Erlebens, der zur autistischen Standpunktschwäche führt, wird dagegen immer bemerkt. „Der Kranke", der nicht derselbe wie der Gesunde ist, macht hierbei eine ganz neue, negative Erfahrung: daß es ihn nicht mehr als Subjekt eines Bewußtseins gibt oder daß dieses „Subjekt" im Begriff ist, von der Bildfläche des Erlebens zu verschwinden. Je nach den Umständen fühlt er sich dadurch seltsam berührt, belustigt oder in panische Angst versetzt; er ist wie gelähmt, ruhelos, aufs höchste gespannt oder unbeteiligt, ganz ähnlich wie beim

Träumen. Die Desintegration löst das Gemüt auf, das Gemüt als die Projektionsfläche der affektiven Bedeutungsentnahme und als der Schnittpunkt der darauf beruhenden persönlichen Bindungen.

In den Halluzinationen „kippt" der auf diese Weise nach „innen" amputierte Kranke nach „außen" um, die Wahnvorstellungen sind an die Stelle der einheitlichen Bedeutungsentnahme getreten. Für das Erscheinungsbild der Krankheit ist von entscheidender Bedeutung, ob die Zerfallstendenz ausreicht, um die gewordene „Form" zerspringen zu lassen, oder ob sie nur – in einer Art von Stillstand – das Ausbleiben neuer Bindungen verursacht, was etwa in dem Wunsch, daß sich nichts mehr ereignen möge, zum Ausdruck gebracht wird. Goethe berichtete (in *Dichtung und Wahrheit*, 3. Teil, 13. Buch) von einem Engländer, der sich das Leben genommen haben soll, weil er den Wechsel der Jahreszeiten nicht mehr ertragen habe. Stillstand, Ereignislosigkeit bedeutet auch Entschlußunfähigkeit, Hemmung, und ihr entspricht das „Schwarzsehen" der melancholischen Verstimmung, das grund- und bodenlose Traurigsein der endogenen Depression, die – wie seit altersher bekannt – in dic ebenso grundlose Heiterkeit und rastlose Überaktivität der Manie übergehen kann. Beides sind „Phasen" ein und derselben Krankheit „Zyklothymie", wobei intervallär über einen längeren Zeitraum hinweg völlige Ausgeglichenheit bestehen kann.

Der Umstand, daß die gleiche Krankheit beim gleichen Menschen von der extremen Einstellung des „Himmelhochjauchzend" bis zu der extremen Einstellung des „Zutodebetrübt" und zurück pendelt, ist ein gewichtiger Grund für die Annahme, daß weder die Depression noch die Manie als solche das Grundprinzip der Krankheit darstellen. Fällt das Regelsystem der Heizung aus, dann ist die Zimmertemperatur zu niedrig oder zu hoch, und niemand kommt auf die Idee, in der Kälte oder Hitze die Störung zu sehen. Bei der Zyklothymie liegt die Störung in der Integrationsschwäche und im darin begründeten Abweichen der affektiven Bedeutungsentnahme, für die in beiden Fällen der Wirklichkeitsgehalt der jeweiligen lebensgeschichtlichen Situation nahezu bedeutungslos ist. Dem Depressiven sind restlos alle Felle weggeschwommen; seine Mutlosigkeit ist absolut, obwohl seine Verhältnisse in bester Ordnung sind; die Heiterkeit des Manikers ist ebenso unbegründet: die Frau des ehemaligen Pfarrers läßt sich nach über 30jähriger Ehe von ihrem Mann scheiden, weil dieser mit seinen unsinnigen Ausgaben die Familie wirtschaftlich ruiniert hat. Er reist ruhelos durch In- und Ausland, um einen Ring von Bardamen zum Vertrieb eines von ihm entwickelten Schönheitsmittels aufzubauen. Obwohl er wegen Zechbetrügereien von der Polizei sistiert wird, ist er bester Laune, und er läßt sich durch keine vernünftigen Erwägungen von seinem grenzenlosen Optimismus abbringen. Da er keinen Gürtel hat, verwendet er eine Gardinenschnur und ist überzeugt, in der besten aller möglichen Welten zu leben. Die Bindungslosigkeit als Auswirkung der Krankheit wird direkt in seiner Lebensführung deutlich: er ist „vogelfrei"; es zeigt sich der Zerfall des Erlebens in seiner Ideenflüchtigkeit, in der er vom Hundertsten zum Tausendsten kommt, am liebsten fünf Telephongespräche gleichzeitig führt.

Beim Depressiven bedeutet der Stillstand nur Mühe, bedeutet das Nichtaufrechterhaltenkönnen der alten Bindungen, in denen er sich sicher fühlte, Angst, ein Nichtabsehenkönnen, wie es weitergeht, und schließlich die Überzeugung: es kann nicht weitergehen. Der Melancholiker hat keine Zukunft; da es die Bestimmung der Gegenwart ist, sich „in Zukunft umzuwandeln", und da dieser Weg für ihn blockiert ist, empfindet er die Gegenwart als unerträglich, wird er mit dem Wechsel der Jahreszeiten nicht mehr fertig, liegt jeder Tag wie eine zentnerschwere Last auf ihm, die das Weiterleben zur Qual macht. Seine

Trauer ist uneinfühlbar und etwas ganz anderes als das Traurigsein über einen schmerzlichen Verlust, den man nicht verwinden zu können glaubt und dann doch verwindet. Die Mutter, die den Sohn verloren hat, bleibt auch in ihrer Trauer sie selbst; das „Subjekt" des Melancholikers ist sozusagen „suspendiert", und daher ist seine Trauer ohne Objekt. Die Ausklammerung des Subjekts und die damit verbundene „Schwerpunktlosigkeit des Erlebens" kennzeichnen in gleicher Weise die Psychosen des schizophrenen und des zyklothymen Formenkreises und lassen ihre Charakterisierung als „endogen" gerechtfertigt erscheinen.

Formen des Persönlichkeitszerfalls, die noch nicht die Bezeichnung „Psychose" verdienen und die in unserem graphischen Schema eine mittlere Stellung einnehmen, können zu Beginn der Störung als „neurastheniformes Prodromalstadium" der endogenen Psychosen beobachtet werden. Die Lockerung der integrativen Spannung des Erlebens äußert sich dabei häufig in der Abnahme der „Ich-Bezüglichkeit" der Erlebnisse: der eigene Körper wird als „fremd", „abgestorben" empfunden; auch die Natur hat ihre frühere Bedeutung verloren, sie wirkt grau, weggerückt. Bonhoeffer (1912) sprach in ähnlichem Zusammenhang vom „hyperästhetisch-emotionalen Schwächezustand".

2.2.2 *Zerfall des Fühlens als akute Integrierungsstörung*

Im graphischen Schema, das wir (S. 22) der systematischen Übersicht über die psychopathologischen Erscheinungsbilder in ihrer strukturalen Ordnung zugrunde gelegt haben, bleibt nach der Besprechung der – akuten und chronischen – Abbauerscheinungen und der Störungen der Persönlichkeitsintegration der rechte obere Quadrant, um hier die Desintegration des *Erlebens* einzutragen (Abb. 6).

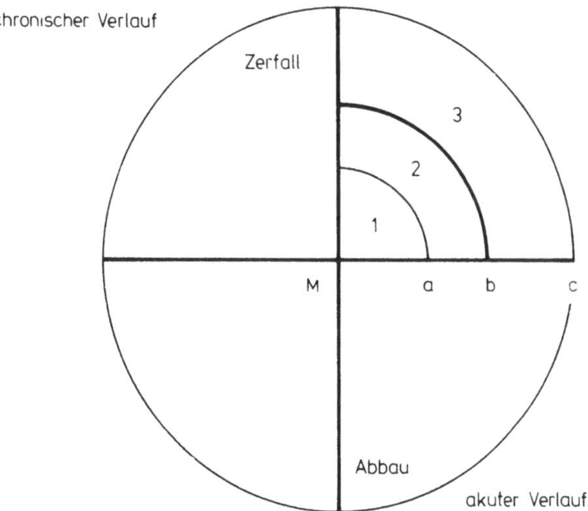

Abb. 6. Schema des Erlebenszerfalls. [*M* und *a–b–c* wie Abb. 2; *1* Stufe des „normalen" Erlebenszerfalls (hyperästhetisch-emotionaler Schwächezustand), *2* Stufe des quantitativ abnormen Erlebenszerfalls (affektives Durchgangssyndrom), *3* Stufe des qualitativ abnormen Erlebenszerfalls (paranoid-halluzinatorisches, amentiell-amnestisches und delirantes Syndrom)]

Die topologische Situation dieses 4. und letzten Quadranten erfordert es, die hier einzuordnenden Störungen einerseits von denjenigen des Erlebensabbaues (S. 29 ff.) und andererseits von denen des Persönlichkeitszerfalls (S. 50 ff.) abzugrenzen.

So, wie der Begriff „außen" – auf das Erleben bezogen – in spezifischer Weise durch die Richtung definiert wird, die in der *differenzierenden* Auflösung der Gegenstandswelt auf das Objekt zielt, so ist auch der formale Begriff „innen" eine logische Folge der *integrativen* Funktion des Erlebens, die in der affektiven Bedeutungsentnahme besteht. Die Begriffe „außen" und „innen" beziehen sich auf die *Form* des Erlebens und nicht auf eine Ordnung als das Ergebnis des Erlebens. Aus dieser Begriffsbestimmung ergibt sich, daß der Erlebenszerfall grundsätzlich aus *inneren* Ursachen erfolgt; er erfolgt nicht aus Gründen, die, weil sie mit der Gegenstandswelt allen gemeinsam sind, von jedem nachvollzogen werden können, wie dies z. B. bei den Primitivreaktionen des Erlebensabbaues der Fall ist.

Daß wir beim Erlebenszerfall gleichwohl nicht – wie bei bestimmten Psychosen – von einer „endogenen" Störung sprechen, was formal ganz in Ordnung wäre, ist das Ergebnis einer sprachlichen Vereinbarung, versteht sich aber auch aus der Nebenbedeutung des Begriffs „endogen" im Sinne von „unbekannter Herkunft", „ohne erkennbare körperliche Ursache". Die körperliche Ursache des Erlebenszerfalls ist keineswegs unbekannt; sie war im Prinzip schon in prähistorischer Zeit bekannt: das Gift, das den Rausch verursacht. Da das Gift, das man sich beibringt oder einem beigebracht wird, von *außen* kommt, nennt man die dadurch verursachten psychischen Störungen in der Psychiatrie traditionellerweise „exogene" Störungen. Dieser sprachlichen Verwendung des Wortes „außen" liegt aber keineswegs die oben erläuterte *formale* Begriffsbestimmung zugrunde; hier bezeichnet der Begriff „außen" etwas ganz anderes, nämlich eine gewisse Ordnung, die uns erst durch das Erleben gegeben wird. Es stellt daher keinen Widerspruch dar, daß die gleichen Störungen, die in der traditionellen Psychiatrie als „exogen" bezeichnet werden, hier als von „innen" kommend charakterisiert werden. Tatsächlich ist der Erlebenszerfall die Wirkung einer Intoxikation, deren Phänomenologie nur sehr wenig von der Spezifität des einwirkenden Stoffes und sehr viel von der inneren Reaktionsbereitschaft des Organismus abhängt. Die Psychopathologen haben frühzeitig erkannt, daß es zwar zahlreiche Variationen des Rauschverlaufs gibt, daß der – freiwillig gewählte, in Kauf genommene oder unbeabsichtigte – Erlebenszerfall als Syndromfolge aber unabhängig von der Natur des „Gifts" in seinem Grundschema immer den gleichen Aufbau hat.

Dieser Aufbau geht als Syndromfolge im Verlauf der Intoxikation über – relativ gut abgrenzbare – Syndromstufen von den leichten Eingangsveränderungen, die wir bereits als Prodromalerscheinungen bei den endogenen Psychosen kennengelernt haben, bis zu einem Endzustand, dessen Vorkommen bei endogenen Psychosen höchst ungewöhnlich ist. Trotz der Schwere der mit diesem Endzustand des Erlebenszerfalls verbundenen Krankheitserscheinungen bleiben die Veränderungen voll reversibel, wohingegen eine solche Rückbildungstendenz den – syndromatologisch – leichteren Störungen der endogenen Psychosen nur begrenzt zukommt. – Die Mittel, die psychisch desintegrativ wirken, tun dies also nur nach Maßgabe eines vorgegebenen Syndromverlaufs; sie unterscheiden sich voneinander nur hinsichtlich quantitativer Gesichtspunkte, z. B. der Geschwindigkeit, mit der die einzelnen Syndromstufen in der Zeiteinheit durchlaufen werden, und damit des Ausmaßes des jeweils erreichten Zustands stärkster Veränderungen. Übrigens kann die Syndromfolge des Erlebenszerfalls als die *akute* Form jener Einheitspsychose verstanden werden, deren Konzept die Psychiatrie seit ihrer „romantischen" Phase stark beschäftigt. Diese Gleichstellung liegt um so näher, als die beiden psychotischen „Formenkreise", die wir kennengelernt haben, in syndromatologischer Betrachtungsweise nur bestimmte Syndromstufen zum Ausdruck bringen, die man infolgedessen als die „affektive" und die „paranoid-halluzinatorische" Syndromstufe bezeichnen kann, wobei die affektive Syndromstufe der paranoid-halluzinatorischen vorausgeht.

Eine solche syndromatologische Betrachtungsweise ist bereits zu Beginn des Jahrhunderts in exemplarischer Form von Bonhoeffer (1912) der – nosologischen – Betrachtungsweise in Krankheitseinheiten gegenübergestellt worden. Bonhoeffer verstand und beschrieb eine Reihe von *akuten* Psychosen mit unterschiedlichen körperlichen Ursachen (innere oder äußere Vergiftung) als „akute exogene Reaktionstypen": Delirien, Halluzinosen, Amentia u. a. Die psychiatrische Literatur enthält eine große Anzahl psychopathologisch sehr eindrucksvoller Beschreibungen solcher Reaktionstypen, z. B. bei der Bromintoxikation oder körperlichen Grundleiden wie der perniziösen Anämie, Malaria usw., die von Conrad (1960) als „symptomatische Psychosen" bezeichnet wurden. M. Bleuler (1966) hat die Bonhoefferschen Reaktionstypen zu einem einzigen Reaktionstypus zusammengefaßt und damit den Gesichtspunkt des Auseinanderhervorgehens der verschiedenen Syndromstufen in den Mittelpunkt gerückt. Unter diesem Gesichtspunkt genügt es psychopathologisch, einen einzigen Störungsverlauf vollständig zu beschreiben, um das Modell für alle denkbaren Formen des Erlebenszerfalls zu gewinnen. Es wird auch tatsächlich in diesem Zusammenhang von „Modellpsychosen" gesprochen, wenn diese Bezeichnung auch von Beringer (1927) nur für jene – z. T. chronischen – Intoxikationsverläufe verwendet worden ist, die sich nach Art eines psychopharmakologischen Experiments reproduzieren lassen, wie dies beim Gebrauch von Halluzinogenen der Fall ist.

Beringer ging von Meskalin als toxisch-desintegrierender Substanz aus; genausogut kann aber auch auf die reichlich vorhandenen Beschreibungen des Haschischrausches oder der LSD-Psychose zurückgegriffen werden. Von praktischer Bedeutung ist, daß dosisabhängig die einzelnen Syndromstufen außerordentlich schnell durchlaufen werden können, so daß die ihnen zuzuordnenden psychopathologischen Phänomene sozusagen „verschluckt" werden; die Rückbildung der Veränderungen läßt aber mit hinlänglicher Deutlichkeit die Gesetzmäßigkeit der syndromatologischen Stufenfolge hervortreten, wobei dem Koma als der schwersten Form der Störung als zweitschwerste Form die quasi punktuelle Auflösung des Erlebens beim Delir vorangeht. Hierbei steht die halluzinatorische Kompensation des in der Zusammenhanglosigkeit des Erlebens verwirklichten – desintegrativen – Standpunktverlustes im Vordergrund: Der Delirante greift nach halluzinierten Ersatzobjekten („Flockenlesen") und erlebt die durch den Integrationsverlust herbeigeführte, sozusagen „existentielle" Haltlosigkeit mit äußerster Angst; besser gesagt: diese Angst ist das letzte, in dem er ist.

Auf dem Weg zurück zum Normalzustand ist die nächste Syndromstufe diejenige der amentiellen Desorientiertheit. Die Angst des Deliranten geht dabei in eine Form der affektiven Bedeutungsentnahme über, die auch weiterhin noch durch Ratlosigkeit gekennzeichnet ist, daneben aber eine gewisse „traumhafte" Qualität aufweist, in der das Ich bereits wieder Konturen gewinnt. Das Denken bleibt aber immer noch in starkem Ausmaß inkohärent, ohne festen strukturierenden Zusammenhalt, und zu dieser „negativen" Symptomatik tritt das Bemühen um Ersatz für die verlorene Wirklichkeit in gleichfalls traumartigen Halluzinationen verschiedener Sinnesgebiete.

Diese Interpretation der halluzinatorischen Aktivität wird übrigens auch von Burchard (1965) geteilt, der von einem „halluzinierten Surrogat" für einen realen Festpunkt sprach. Neben diesen halluzinierten Surrogaten für Festpunkte in der Wirklichkeit, die das Ergebnis der intakten Bewußtseinsstruktur ist, gibt es im Rahmen des Erlebenszerfalls „konfabulierte" Surrogate für die Wirklichkeit, welche hier die „Wirklichkeit der Erinnerung" ist. Diese gelegentlich „blühenden" Konfabulationen, die besonders im Rahmen des sog. Korsakow-Syndroms bekannt sind, werden nicht in Täuschungsabsicht von den Kranken vorgebracht; der Kranke glaubt selbst daran, wie er vom Wirklichkeitsgehalt der Halluzinationen überzeugt ist. Denner u. Bibace (1967) haben unter Verwendung von Assimilations- und Akkommodationstests die Rückbildung solcher amnestischen Erlebensstörungen untersucht und dabei den desintegrativen Charakter des Konfabulierens empirisch bestätigt.

Das Integrationsniveau der amentiellen Syndromstufe ist so niedrig, daß sich die positiven Restitutionsbemühungen des Erlebenden mit seinem in der Schwebe bleibenden, flüchtigen Empfinden auf diese halluzinierten Surrogate beschränken. Das Auftreten wahnhafter Zusammenhangsbildungen setzt bereits einen stärkeren integrativen Zusammenhalt voraus, als er auf der amentiell-amnestischen Stufe verwirklicht ist. Aber auch dann, wenn es im Zuge der Rückbildung des Erlebenszerfalls wieder dazu kommt, daß solche „Zusammenhangsbildungen" an die Stelle der Inkohärenz treten, bleibt das paranoide Element der desintegrativen Symptomatik eher im Hintergrund. Dies ist der Fall, weil „der Zug nicht lange genug auf dieser Station hält". Die wahnhaften Vorstellungen bleiben gewissermaßen in dem Ansatz stecken, den Conrad (1958) – auf die Schizophrenie bezogen – das „apophäne" Stadium genannt hat: Die Kranken wissen etwas „auf schlichte Weise", ohne nach der Herkunft des Wissens zu fragen. Conrad vergleicht diese apophänen Gewißheiten mit dem, was im Grunde auch beim Verkennen geschieht und im „Offenbarungserleben" seine pathologische Steigerung erfährt.

Conrad beschrieb mehrere Gradabstufungen dieses Phänomens, und er erwähnte, daß die Kranken selbst über ihr Unvermögen erstaunt seien, ihr abnormes Erleben auf natürliche Weise zu erklären. Manchmal handelt es sich um ein völlig nebensächliches Detail, das sich ins Vertrauen schleicht, etwa die Physiognomie eines isolierten – an sich ganz bedeutungslosen – Bewegungsablaufs, der als Anspielung aufgefaßt wird. Walther-Büel (1949) fand bei Patienten unter der Einwirkung von Dibenamin eine ähnliche Deformation des Bekanntheitserlebens; „Es entstand ein deutlicher Zwiespalt zwischen dem Gefühl der Bekanntheitsqualität und einem urteilsmäßigen Verwerfen dieses Sachverhaltes. Bei einigen Patienten steigert sich der Bekanntheitscharakter dieses Erlebnisses bis zum unheimlichen Eindruck, alles Kommende zu wissen." Diese Störung war interessanterweise mit einer Aufhebung der Zeitstruktur des Erlebens verbunden; Wiederholungserlebnisse wurden von den Patienten mit Erstaunen registriert und als die minutiös kopierte – echoartige – Abfolge gleicher Bewegungen beschrieben. Die Patienten gaben an, daß ihnen alles, was sie dächten, schon zuvor bekannt sei. – Die Schwierigkeit, Ereignisse in ihrer exakten zeitlichen Reihenfolge zu bestimmen, ist auch bei neurochirurgischen Patienten beschrieben worden (Whitty 1966), deren Erleben nach einer Intervention im Bereich des limbischen Systems derart prägnant war, daß es ihnen unmöglich schien, zwischen Vergangenem und Gegenwärtigem zu unterscheiden. Die eigenen Vorstellungen wurden als „unnatürlich klar" charakterisiert.

Diese sehr auffällige Störung der Bekanntheitsqualität des Erlebens geht – auf der paranoiden Syndromstufe – in das von Conrad als „Apophänie" bezeichnete abnorme Bedeutungsbewußtsein über, über das auch die schizophrene Patientin klagte, über die wir weiter oben (S. 68) berichtet haben. In abgeschwächter Form findet sich die Apophänie – auf der psychasthenischen Anfangsstufe des Erlebenszerfalls – in Phänomenen wie dem

„déjà-vu-Erleben" als Ausdruck jenes „hyperästhetisch-emotionalen Schwächezustandes", den Bonhoeffer (1912) als „pseudoneurasthenische" Begleiterscheinung der Rekonvaleszenz beschrieben hat. Es besteht eine allgemeine Intoleranz gegenüber Sinnesreizen aller Art, insbesondere eine erhöhte Geräuschempfindlichkeit, die mit rascher Ermüdbarkeit und vermehrter Reizbarkeit verbunden ist („reizbare Schwäche"). Die Kranken sehen „huschende Schatten" und hören „rufende Stimmen", wobei sie nicht immer in der Lage sind, die Erlebnisweisen als Einbildung zu erkennen.

Gleichzeitig enthält diese psychasthenische Initialstufe der Syndromfolge des Erlebenszerfalls auch noch Bestandteile der affektiven Syndromstufe, die zwischen der psychasthenischen und paranoid-halluzinatorischen Stufe eingeschaltet ist. Seltener handelt es sich dabei um eine maniforme Gereizheit mit subeuphorischer Stimmungslage; jammerig-depressive Verstimmungen mit Tränenausbrüchen, hypochondrischen Erlebensweisen, Schwunglosigkeit und subjektiven Beschwerden über Schlaflosigkeit, Konzentrationsmangel, Kopfschmerzen u. ä. dominieren. Psychopathologisch sind Entfremdungserlebnisse, die sich auf den eigenen Körper oder die Umwelt beziehen, am interessantesten: Die Entfremdung wird nicht selten als Verlust des Ich empfunden. Die Inhalte des Erlebens sind auf eine nicht zu qualifizierende Art in weite Ferne gerückt; das Gefühl der Leere, Existenzlosigkeit, stört die Kranken erheblich. Für eine Epileptikerin, die durch Druck auf die Mundgegend Einfluß auf dieses abnorme Fühlen nehmen konnte, war das Gefühl der „toten Natur" weniger quälend als die Depersonalisierung ihres Ich. Ein Patient von Walther-Büel (1949) meinte, er wäre tot, existiere nur noch als Geist; anders ausgedrückt: das Selbst wird zwar noch gewußt aber nicht mehr gefühlt.

Aus dem Gesagten geht hervor, wie vielfältig und unterschiedlich die Ursachen sind, welche die geschilderten Erscheinungen des Erlebenszerfalls bewirken können. Dabei spielte dieser ätiologische Gesichtspunkt für unsere phänomenologisch ausgerichtete Betrachtung nur eine ganz untergeordnete Rolle; daß die gleichen Störungen auch durch sensorielle Deprivation oder Schlafentzug in gewissem Umfang ausgelöst werden können, sei hier nur am Rande erwähnt. Es wurde gesagt, daß sich die einzelnen Syndromstufen relativ gut voneinander abgrenzen lassen; in unserer nach diesen Syndromstufen gegliederten Darstellung wurde aus methodischen Gründen der Gesichtspunkt, daß die psychopathologischen Störbilder dennoch – mehr oder weniger fließend – ineinander übergehen, zurückgestellt. Daher haftet dem Bild, das vorstehend gezeichnet wurde, etwas Künstliches – nur im Detail Zutreffendes – an, und es ist erforderlich, diesen Eindruck zu korrigieren. Zu diesem Zweck soll der Erlebenszerfall im Zusammenhang am Beispiel einer Modellpsychose dargestellt werden; wir wählen hierfür die LSD-Psychose.

In der Psychiatrie sind LSD-Psychosen nicht zuletzt deshalb gut bekannt, weil mit dieser – dem Meskalin, Psilocybin aber auch Haschisch vergleichbaren – Droge viel experimentiert worden ist. So wollte man sich z. B. den „lytischen" – d. h. desintegrierenden – Effekt dieser in verschwindend niedriger Dosierung wirksamen Verbindung zur Unterstützung psychotherapeutischer Kuren zunutze machen. – Wyss (1970) unterteilt den Intoxikationsverlauf in drei Phasen, wovon die erste den „Aufstieg" zu einem Plateau, die zweite dieses Plateau und die dritte den „Abstieg" zur Ausgangslage umfaßt. Die 1. Phase beginnt 20–40 min. nach Verabreichung der Droge (1 μg/kg Körpergewicht) und dauert etwa 2 h; daran schließt sich die – meist als „Trip" bezeichnete – Hauptphase an, die etwa 5 h dauert und in eine rund 8stündige Syndromrückbildung übergeht.

Während der 1. Phase stehen neurovegetative Auffälligkeiten und körperliche Mißempfindungen wie Übelkeit, Schwindel, Herzjagen u. ä. im Vordergrund. Die Probanden sind bleich, und ihre Pupillen sind weit. Es kommt dann allmählich zu affektiven Erscheinungen, die nicht notwendigerweise angenehmer Art sind: die Stimmungsveränderung kann ebensowohl dysphorischer wie euphorischer Art sein; die euphorisierende Drogenwirkung überwiegt aber, wobei die gefühlsmäßige Ausgangslage und Umgebungseinflüsse von ausschlaggebender Bedeutung sind. Vor dem eigentlichen „Trip" wird das Erleben traumartig, flüchtig; dann setzt eine lebhafte halluzinatorische Aktivität ein, bei der visuelle Wahrnehmungsveränderungen dominieren. Die Stimmungsveränderung hält weiter an und wird durch unmotiviertes Lachen – gelegentlich auch Weinen – ausgedrückt. Die Probanden erwecken in ihrer Exzitation einen äußerst labilen Eindruck; jeder von außen kommende Reiz scheint ihr Erleben zu zerreißen. Die kognitive Orientierung geht nicht verloren; das Zeitgefühl ist aber verändert: die Zeit erscheint wie „geronnen", „in der Ewigkeit aufgegangen". Manchmal tritt auch eine allgemeine Beschleunigung an die Stelle der Immobilität, – wie Wyss schreibt: „Die gelebte Zeit zersetzt sich in eine Masse von Momenten", um damit den punktuellen, querschnittartigen Charakter des Erlebens zu erfassen.

Mit der Störung der Raum-Zeit-Struktur des Erlebens verbinden sich regelmäßig Körper-Schema-Veränderungen: Der Körper wird als zweigeteilt empfunden und verliert im Fortschreiten der Störung seine Abgrenzbarkeit von andern Körpern oder Gegenständen, auf der unser natürliches Selbstbewußtsein mitberuht. Der Leib wird nun als eine Vielheit aufgefaßt, so als setze er sich aus einer unendlichen Zahl von Mikrolebewesen – wie beim Ameisenhaufen – zusammen. Es kann sein, daß ein „Double" neben das Ich tritt und wie ein Bekannter beobachtet wird. Das Erinnerungsvermögen für weit Zurückliegendes ist meist gesteigert, wobei die außergewöhnliche Prägnanz und Plastizität des Evozierten an die von Whitty (1966) beschriebenen Erfahrungen von Patienten, bei denen eine anteriore Cingulektomie durchgeführt worden war, erinnern. Die Wahrnehmungsstörung läßt sich als ein kaleidoskopartiges Erleben beschreiben, bei welchem zerrspiegelhafte Gestaltveränderungen beständig ineinander übergehen und mit sehr lebhaften Farbempfindungen verbunden sind. Gelegentlich kommt es zu Verschmelzungen von Eindrücken verschiedener Sinnesgebiete in einem einzigen Empfindungsakt, seltener zu olfaktorischen und taktilen Wahrnehmungsveränderungen.

Auf dem Höhepunkt des LSD-induzierten Erlebenszerfalls hat der Proband große Mühe, sich sprachlich auszudrücken, Distanz von der Aktualität des Erlebens zu gewinnen: er hat keinen Standpunkt mehr. Dieser Standpunktverlust wird keineswegs immer als „Allmachtsgefühl" angenehm empfunden; gelegentlich ist er mit panischer Angst oder sogar mit wahnhaften Verfolgungsideen verbunden, aus denen heraus es u. U. zu aggressiven Entäußerungen kommen kann, die im Hinblick auf die Situationsverkennung für den Betreffenden selbst oder für andere höchst gefährlich sein können. Es kann auch sein, daß sich der Proband selbst Rechenschaft über den Realitätsverlust ablegt und ein unmittelbares Empfinden dafür hat, daß seinem Erleben der innere Zusammenhalt abhanden gekommen ist. Dies schließt aber nicht aus, daß er glaubt, die Naturgesetze wären in seinem Fall außer Kraft gesetzt, und daß er den Eindruck hat, durch die Luft und über das Meer wandeln oder „magisch" den Straßenverkehr beeinflussen zu können. Diese „Gesamtbetrachtung" des Erlebenszerfalls am Beispiel der LSD-Psychose läßt neben der Folge von Syndromstufen deutlich erkennen, wie sich die psychopathologischen Zerfallserscheinungen sozusagen entwickeln, ineinander übergehen und – unter Einbeziehung der Rückbildungsphase – in der Richtung auf ein kohärentes Ganzes wieder abklingen. Bleibt nach chronischem Mißbrauch eine definitive Störung zurück, dann kann dies im Rahmen des

Persönlichkeitszerfalls bleiben – eine Erfahrung, die besonders bei Amphetaminpsychosen gemacht worden ist –, es kann aber auch zum sekundären Auftreten von Abbauerscheinungen mit einer Entdifferenzierung des Erlebens kommen.

Erinnern wir uns an das graphische Schema (Abb. 6, S. 73) und an die drei Kreisausschnitte des Schemas, dann bleibt abschließend die Aufgabe zu lösen, die vorstehend erörterten Sydromstufen in dieses Schema zu übertragen. Wir schließen uns dabei Witter (1970) an, der im Rahmen seiner „psychopathologischen Syndromlehre" folgende Gliederung vorgenommen hat:
Syndromstufe I: neurasthenische (psychasthenische) Syndrome,
Syndromstufe II: affektive Syndrome,
Syndromstufe III: Wahnsyndrome, halluzinatorische Syndrome, delirante Syndrome.

3 Schlußbetrachtung und schematische Übersicht

Diese Darstellung geht von dem Bemühen aus, den Stoff der Psychopathologie systematisch zu erfassen. Die traditionelle Psychiatrie hat die Psychopathologie immer als ihr wissenschaftliches Kernstück angesehen, sie hat aber darauf verzichtet, ein geschlossenes System zu entwickeln; sie hat eher die Tendenz, dort, wo der Versuch dazu gemacht worden ist, Außenseiter am Werk zu sehen, die das Bemühen problematisierten, ihr methodologisches Interesse mit dem nosologischen Anliegen der medizinischen Disziplin in Einklang zu bringen. Im Zweifel legten nosologische Gesichtspunkte stets die Richtung fest; die Visite am Krankenbett in der Universitätsklinik wurde auch theoretisch verbindlich und steuerte den Gang der Überlegungen. Dies hat die Psychiatrie lange Zeit vor Höhenflügen über utopischem Gelände bewahrt. Das Undenkbare, daß die Universitätsklinik mit ihren Krankenbetten einmal ihre richtunggebende Funktion mehr oder weniger würde einbüßen müssen, erschien mit dem späten Erfolg der Psychoanalyse zunächst als Wetterleuchten, um dann nach einem langwierigen Prozeß zu einer Realität zu werden. Es handelt sich um eine Realität, deren Folgen die Psychiater heute allenthalben zu spüren bekommen.

Die psychiatrische Visite ist aus der Intimität des Krankenzimmers herausgetreten und hat die Öffentlichkeit der meinungsbildenden Medien erreicht, und umgekehrt haben „Kranke" die psychiatrischen Institutionen erreicht, deren „Krankheit" sich nicht selten auf eine sozial- oder kriminalpolitische Definition beschränkt oder daneben bestenfalls etwas ganz und gar Nebensächliches bedeutet. Selbstverständlich ist der Krankheitsbegriff nicht „staatlich geschützt" (Luthe 1982); wer ein Interesse daran hat, ihn zu definieren, der wird unter solchen Umständen in den seltensten Fällen von seinem Interesse absehen, und wenn er bei Diskussionen Kontrahenten mit einer abweichenden Definition einen Irrtum vorwirft, dann hat er – von seinem Standpunkt aus gesehen – recht.

Die Psychiatrie brachte sich also mit ihrer methodologischen Indifferenz in die Gefahr, sich in partikuläre Standpunkte aufzulösen, wobei ihr Gegenstand – die Psychopathologie – immer mehr aus dem Blickfeld entschwand, und schon gab es welche, die sie als „Kunstprodukt" entlarvt zu haben glaubten. Die Psychonanalyse hat dieses Problem nicht. Sie war zu keinem Zeitpunkt methodologisch indifferent, und sie ist – soweit dies ihr Gegenstand, die Psychodynamik, zuläßt – systematisch. Sie war und ist zumindest so systematisch, daß die „Armada" der Psychiatrie in der Auseinandersetzung mit ihr nicht immer sehr gut aussah.

Wie der Teufel das Weihwasser scheut, scheuen die Vertreter des Materialismus, zu denen die Psychoanalytiker gehören, das – auf ihr System gleichwohl zutreffende – Wort „Ideologie". Dies erklärt hinreichend den Fetischcharakter des Begriffs „Wissenschaft" im materialistischen – hier: psychonanalytischen – Sprachgebrauch. In der Psychoanalyse ging diese Einstellung so weit, daß das Irrationale zum wahren Prinzip der Wissenschaft erklärt werden konnte. Erstaunlicherweise nahm und nimmt – fast – niemand daran Anstoß; „erstaunlicherweise?" – nein, keineswegs, es handelt sich vielmehr um die Konsequenz jenes Selbstgenügens im Bewußtsein, das Richtige zu tun, das die Psychiater im medizinischen Rahmen haben durften. Das Beispiel zeigt: das Richtige zu tun, ist manchmal zu wenig. Es ist notwendig, das Richtige systematisch zu tun.

Dies ist insofern nicht leicht, als dazu gehört, daß alten Idiosynkrasien zu Leibe gerückt wird. Um eine Idiosynkrasie zu erzeugen, genügt in vielen Fällen schon, das Wort „Monismus" auszusprechen. Man braucht aber nicht so weit zu gehen; der Begriff des Bewußtseins selbst ist vorzüglich geeignet, um zu erklären, warum die Psychiatrie kein Verhältnis zur Systematik entwickelte. Sie verfehlte ihren Grundbegriff so ähnlich, als wolle die Medizin ohne den Leib auskommen. Die Psychoanalyse hat wenigstens das Unbewußte; die Psychiatrie tat so, als existiere das Problem nicht, und sie verfehlte auf diese Weise den Zugang zur Lösung ihres systematischen Problems, das sie vielfach auch gar nicht wahrnahm.

Der innere – systematische – Zusammenhang der Psychopathologie wird klar, sobald die Tatsache des Bewußtseins als solche wahrgenommen wird. Dann genügt es, die ideologische Voreingenommenheit abzulegen, die darin besteht, daß „Subjekt" und „Objekt" nicht als gleichrangige Konstituenten des Bewußtseinsbegriffs anerkannt werden, weil man das Subjekt nur als „naturgesetzlich determiniert" – d. h. als Objekt – gelten lassen will. Hat man einmal dieses Kap umschifft, dann ergeben sich die gesuchten systematischen Leitlinien – wie von selbst – aus der Definition dessen, was Subjekt und Objekt – monistisch verstanden – sind.

„Subjekt" ist der Begriff der stabilisierenden Einheit des Bewußtseins; „Objekt" ist der Begriff der Vielheit in ihrem kausal-notwendigen Zusammenhang, wobei gerade auch „Geschichte" (Persönlichkeitsgeschichte) im Bewußtsein zu einem Tatbestand des Seins wird. Bewußtsein setzt, so verstanden, nicht das Wissen seiner selbst voraus. Das Wissen hat allerdings auch Gegenstandscharakter und kann auf diese Weise selbst bewußt werden. Das Tier, das die Gefahr vermeidet, handelt nicht „unbewußt" – es weiß die Gefahr, auch wenn dieses Wissen nicht seinerseits objektiviert wird; und in diesem Sinne ist das „Unbewußte" ein Spezialfall des Bewußtseins und ist nicht – wie die Psychoanalyse behauptet – der Oberbegriff des Bewußtseins.

Die Strukturprinzipien dieser systematischen – subjektiv-objektiven – Wechselbeziehung sind einerseits die Integration als das vereinheitlichende, stabilisierende Moment des Erlebens und andererseits die Differenzierung als das den Erlebenskreis öffnende Moment. Die Integration ist das, was den Erlebenskreis zusammenschließt, und mit der Differenzierung werden die Dinge voneinander abgegrenzt, indem sie immer weiter auseinanderrücken. Die psychische Abnormität als Strukturmangel oder Strukturverlust läßt sich damit in ihrem *systematischen* Charakter als eine die Integration oder die Differenzierung betreffende Störung der psychopathologischen Phänomene aufzeigen, deren rationale Ordnung sekundär auch für die nosologisch-medizinischen Bedürfnisse der Psychiatrie nutzbar gemacht werden kann.

Taxonomische Ordnung psychopathologischer Störbilder nach strukturalen Gesichtspunkten

---

Quadrant I: Erlebensabbau

Stufe *1* Hans-guck-in-die-Luft-Phänomen u. ä.
2 Primitivreaktionen (Kurzschlußhandlungen)
3 Affektdämmerzustände

Quadrant II:	*Entwicklungsabhängiger Differenzierungsmangel*
Stufe *1a*	Dummheit
2a	Debilität, Imbezillität
3a	Idiotie
	Persönlichkeitsabbau
1b	Neurasthenieformes Rückbildungssyndrom u. ä. Leistungseinbußen
2b	Hirnorganisches Psychosyndrom, Wesensänderung
3b	Demenz
Quadrant III:	*Entwicklungsbedingter Integrierungsmangel*
Stufe *1a*	Neurotische Persönlichkeitsakzentuierungen u. ä.
2a	Infantil-egozentrische Psychopathie
3a	Frühkindlicher Autismus
	Persönlichkeitszerfall
1b	Psychotische Prodromalstadien
2b	Heboid, leichter Defekt
3b	Endogene/exogene Psychosen
Quadrant IV:	*Erlebenszerfall*
Stufe *1*	Hyperästhetisch-emotionaler Schwächezustand
2	Affektives Durchgangssyndrom
3	Paranoid-halluzinatorisches, amentiell-amnestisches und delirantes Durchgangssyndrom

4 Literatur

Ajuriaguerra J de, Rego A, Richard J Tissot K (1970) Psychologie et Psychométrie du Vieillard. In: Confrontations psychiatriques. 5 SPECIA, Paris

Asperger H (1944) Die autistischen Psychopathen im Kindesalter. Arch Psychiat Nervenkr 117:76

Asperger H (1968) Heilpädagogik, 5. Aufl. Springer, Wien New York

Baeyer W von (1948) Zur Statistik und Form der abnormen Erlebnisreaktion in der Gegenwart. Nervenarzt 19:402

Bash KW (1955) Lehrbuch der allgemeinen Psychopathologie. Thieme, Stuttgart

Beringer K (1927) Der Meskalinrausch. Springer, Berlin

Berze J (1929) Psychologie der Schizophrenie. Springer, Berlin

Bleuler E (1908) Die Prognose der Dementia praecox (Schizophreniegruppe). Allg Z Psychiat 65:431

Bleuler E (1911) Dementia praecox oder Gruppe der Schizophrenien. In: Aschaffenburg G (Hrsg) Handbuch der Psychiatrie. Deuticke, Leipzig Wien

Bleuler M (1972) Die schizophrenen Geistesstörungen im Lichte langjähriger Kranken- und Familiengeschichten. Thieme, Stuttgart

Bleuler M, Willi J, Bühler H H (1966) Akute Begleiterscheinungen körperlicher Krankheiten. „Akuter exogener Reaktionstypus". Thieme, Stuttgart

Bochnik H-J, Gärtner-Huth C (1981) Zum umstrittenen psychiatrischen Krankheitsbegriff. Standorte der Psychiatrie, Bd. 2. Urban & Schwarzenberg, München Wien Baltimore

Bonhoeffer K (1912) Die Psychosen im Gefolge von akuten Infektionen, Allgemeinerkrankungen und inneren Erkrankungen. In: Aschaffenburg G (Hrsg) Handbuch der Psychiatrie. Deuticke, Leipzig Wien

Boor W de (1954) Psychiatrische Systematik. Ihre Entwicklung in Deutschland seit Kahlbaum. Springer, Berlin Göttingen Heidelberg

Burchard JM (1965) Untersuchungen zur Struktur symptomatischer Psychosen. Enke, Stuttgart

Capelle W (1968) Die Vorsokratiker. Die Fragmente und Quellenberichte. Kröner, Stuttgart

Conrad K (1958) Die beginnende Schizophrenie. Thieme, Stuttgart

Conrad K (1960) Die symptomatischen Psychosen. In: Gruhle H W, Jung R, Mayer-Gross W, Müller M (Hrsg) Psychiatrie der Gegenwart. Springer, Berlin Göttingen Heidelberg

Conrad K (1963) Gestaltanalyse und Daseinsanalytik. In: Straus E, Zutt J (Hrsg) Wahnwelten. Akadem. Verlagsges., Frankfurt

Degkwitz R, Siedow H (1981) Zum umstrittenen psychiatrischen Krankheitsbegriff. Standorte der Psychiatrie, Bd. 2, Urban & Schwarzenberg, München Wien Baltimore

Denner A, Bibace R (1967) A development analysis of the amnesic syndrome. Br J Med Psychiat 40:163

Diels H (1922) Die Fragmente der Vorsokratiker, 4. Aufl. Weidmann, Berlin

Ey H (1963) La conscience. PUF, Paris

Ey H (1969) Psychiatry and philosophy. Springer, Berlin Heidelberg New York

Ey H (1973) Traité des hallucinations. Masson, Paris

Ey H (1975) La psychose et les psychotiques. Evol Psychiat 40:101

Ey H (1975) Des idées de Jackson à un modèle organo-dynamique en psychiatrie. Privat, Toulouse

Freud S (1969) Vorlesungen zur Einführung in die Psychoanalyse. Stud.-Ausg., Bd I. Fischer, Frankfurt

Freud S (1975) Psychologie des Unbewußten. Stud.-Ausg., Bd II. Fischer, Frankfurt

Hecker E (1871) Die Hebephrenie. Arch Pathol 52:394

Held K (1980) Heraklit, Parmenides und der Anfang von Philosophie und Wissenschaft: eine phänomenologische Besinnung. de Gruyter, Berlin New York
Hutschenreuter U (1978) Untersuchungen zum infantil-egozentrischen Charakter. Inauguraldissertation. Saarbrücken
Jackson JH (1884) Selected writings (Taylor J, ed). Hodder & Stoughton, London
Janet P (1932) La force et la faiblesse psychologiques. Maloine, Paris
Janzarik W (1969) Nosographie und Einheitspsychose. In: Huber G (Hrsg) Schizophrenie und Zyklothymie. Thieme, Stuttgart
Jaspers K (1965) Allgemeine Psychopathologie, 8. Aufl. Springer, Berlin Heidelberg New York
Jaspers K (1971) Psychologie der Weltanschauungen, 6. Aufl. Springer, Berlin Heidelberg New York
Kahn E (1928) Die psychopathischen Persönlichkeiten. In: Bumke O (Hrsg) Handbuch der Geisteskrankheiten, Bd. V. Springer, Berlin
Kallwass W (1969) Der Psychopath. Springer, Berlin Heidelberg New York
Kanner L (1943) Autistic disturbance of affective contact. Nerv Child 2 (2):7
Kant I (1975) Kritik der reinen Vernunft. In: Stud.-Ausg., Bd II. Wiss.Buchges., Darmstadt
Kaplan MA (1972) Über systemorientiertes Forschen. In: Systemtheorie. Colloquium-Verlag, Berlin
Kay D, Roth M (1961) Environmental and hereditary factors in the schizophrenias of old age („late paraphrenia") and their bearing on the general problem of causation of schizophrenia. J Ment Sci 107:649
Koffka K (1962) Principles of gestalt psychology. 5th Ed. Routledge & Kegan Paul, London
Kraepelin E (1896) Psychiatrie. 5.Aufl. Barth, Leipzig
Kraepelin E (1901) Einführung in die psychiatrische Klinik. Barth, Leipzig
Kraepelin E (1920) Die Erscheinungsformen des Irreseins. Z Ges Neurol Psychiat 62:1
Kretschmer E (1963) Medizinische Psychologie, 12.Aufl. Thieme, Stuttgart
Kretschmer W (1972) Reifung als Grund von Krise und Psychose. Thieme, Stuttgart
Lasègue C (1884) Etudes médicales. Asselin, Paris
Luthe R (1971) Zur Psychopathologie und Kriminalität des infantil-egozentrischen Charakters. Monatsschr Krim Strafrechtsreform 54(6):300
Luthe R (1981) Verantwortlichkeit, Persönlichkeit und Erleben. Beiträge zur Psychopathologie, Bd 1. Springer, Berlin Heidelberg New York
Luthe R (1982) Psychologisch-psychiatrische Probleme der Schuldfähigkeit. In: Göppinger H, Bresser P (Hrsg) Sozialtherapie, Grenzfragen bei der Beurteilung psychischer Auffälligkeiten im Strafrecht. Enke, Stuttgart
Mayer-Gross W, Slater E, Roth M (1970) Clinical psychiatry. Bailliere, Tindall & Cassel, London
McCord W, McCord J (1956) Psychopathy and delinquency. Grune & Stratton, London New York
Meynert T (1892) Sammlung populärwissenschaftlicher Vorträge über den Bau und die Leistung des Gehirns. Braumüller, Wien Leipzig
Moreau de Tours (1845) Du Haschisch et de l'Aliénation mentale. Fortin Masson, Paris
Peters UH (1977) Wörterbuch der Psychiatrie und medizinischen Psychologie, 2.Aufl. Urban & Schwarzenberg, München Berlin Wien
Prichard JC (1835) A treatise on insanity. Barrington & Haswell, Philadelphia
Rennert H (1965) Die Universalgenese der endogenen Psychosen. Fortschr Neurol Psychiat 33:251
Richard J, Constantinidis J (1970) Les démences de la vieillesse. Confrontations psychiatriques. 5 SPECIA, Paris
Rubinstein SL (1973) Sein und Bewußtsein. 7.Aufl.Wiss.Buchges., Darmstadt
Scheler M (1966) Der Formalismus in der Ethik und die materielle Wertethik. Ges.Werke, Bd. 2, 5.Aufl. Francke, Bern
Schneider K (1936) Psychiatrische Vorlesungen für Ärzte, 2.Aufl.Thieme, Leipzig
Schneider K (1962) Klinische Psychopathologie, 6.Aufl. Thieme, Stuttgart
Schneider P-B (1972) Les psychothérapies analytiques. In: Kisker K P, Meyer J-E, Müller M, Strömgren E (Hrsg) Psychiatrie der Gegenwart. Forschung und Praxis, Bd II/1, 2.Aufl. Klinische Psychiatrie I, Springer, Berlin Heidelberg New York
Schulte W, Tölle R (1971) Psychiatrie. Springer, Berlin Heidelberg New York
Spitz R (1972) Eine genetische Feldtheorie der Ichbildung. S. Fischer, Frankfurt
Stransky E (1914) Schizophrenie und intrapsychische Ataxie. Jahrbuch Psychiat Neurol 36:485
Venzlaff U (1958) Die psychoreaktiven Störungen nach entschädigungspflichtigen Ereignissen. Springer, Berlin Göttingen Heidelberg

Waddington CH (1940) Organizers and genes. Cambridge Univ Press, Cambridge
Walther-Büel H (1949) Die Dibenaminpsychose. Monatsschr Psychiatr Neurol 118:129
Weinhandl F (1974) Gestalthaftes Sehen. Ergebnisse und Aufgaben der Morphologie. Wiss.Buchges., Darmstadt
Weitbrecht HJ (1973) Psychiatrie im Grundriß, 3.Aufl. Springer, Berlin Heidelberg New York
Whitty CWM (1966) Some early and transient changes in psychological function following anterior cingulectomy in man. Int J Neurol. 5(3/4):403
Wieck HH (1962) Zur Analyse der Syndromgenese bei körperlich begründbaren Psychosen. In: Kranz H (Hrsg) Psychopathologie heute. Thieme, Stuttgart
Wieck HH (1966) Lehrbuch der Psychiatrie. Schattauer, Stuttgart
Witter H (1967) Die Traumforschung und ihre Bedeutung für die Psychopathologie. Fortschr Neurol Psychiatr 35:293
Witter H (1970) Grundriß der gerichtlichen Psychologie und Psychiatrie. Springer, Berlin Heidelberg New York
Wyss M-A (1970) Les intoxications par le L.S.D.25, Problèmes médico-légaux. Masson, Paris

5 Namenverzeichnis

6 Sachverzeichnis

R. Luthe

Verantwortlichkeit, Persönlichkeit und Erleben

Eine psychiatrische Untersuchung

Mit einem Nachwort von H. Witter
1981. VII, 86 Seiten.
(Beiträge zur Psychopathologie, Band 1)
DM 24,–
ISBN 3-540-11039-9

Inhaltsübersicht: Vorbemerkung. – Einführung. – Form und Inhalt im Strafrecht. – Form und Inhalt als psychopathologische Grundbegriffe. – Struktur und Strukturverlust in der Psychopathologie. – Das Erscheinungsbild der krankhaften Bewußtseinsveränderung und die formale Methode der Verantwortlichkeitsbeurteilung. – Nachwort. – Literaturverzeichnis. – Namenverzeichnis. – Sachverzeichnis.

Dieser erste Bande der Reihe „Beiträge zur Psychopathologie" behandelt die Begriffe Persönlichkeit, Erleben und Verantwortlichkeit aus der Sicht des mit den theoretischen und praktischen Schwierigkeiten der Begutachtung vertrauten psychiatrischen Sachverständigen. Die methodologischen Implikationen des Bewußtseinsbegriffs – einschließlich des Unbewußten – und die Freiheitshypothese des Rechts werden in systematischer Weise aufeinander bezogen. Dabei ergibt sich, daß die konsequente Unterscheidung zwischen der Form und den Inhalten des Erlebens, zwischen psychischer Struktur und Antrieb, zu rationalen Kriterien und damit zu einer allgemein gültigen Methode bei der Verantwortlichkeitsbeurteilung führt. Dies garantiert dem Sachverständigen einen sicheren Standpunkt und macht sein Gutachten für den Juristen überprüfbar. Da die zukünftige Rechtsgestaltung wesentlich von der Auslegung dieser Begriffe mitbestimmt wird, ist das Buch nicht nur wichtig für die praktische Arbeit im Alltag des Sachverständigen, sondern darüber hinaus auch von allgemein gesellschaftspolitischem Interesse.

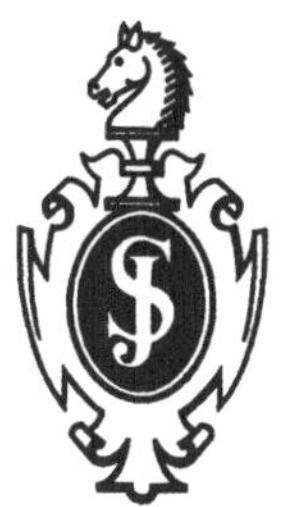

Springer-Verlag
Berlin
Heidelberg
GmbH

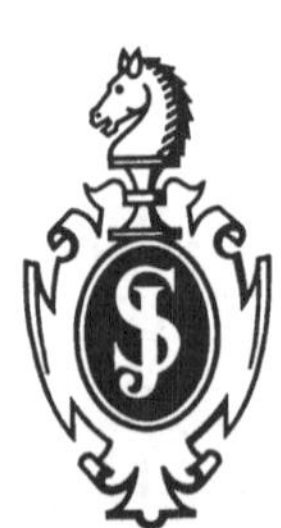